广东省
结核病流行及防控模式研究报告

温文沛　主编

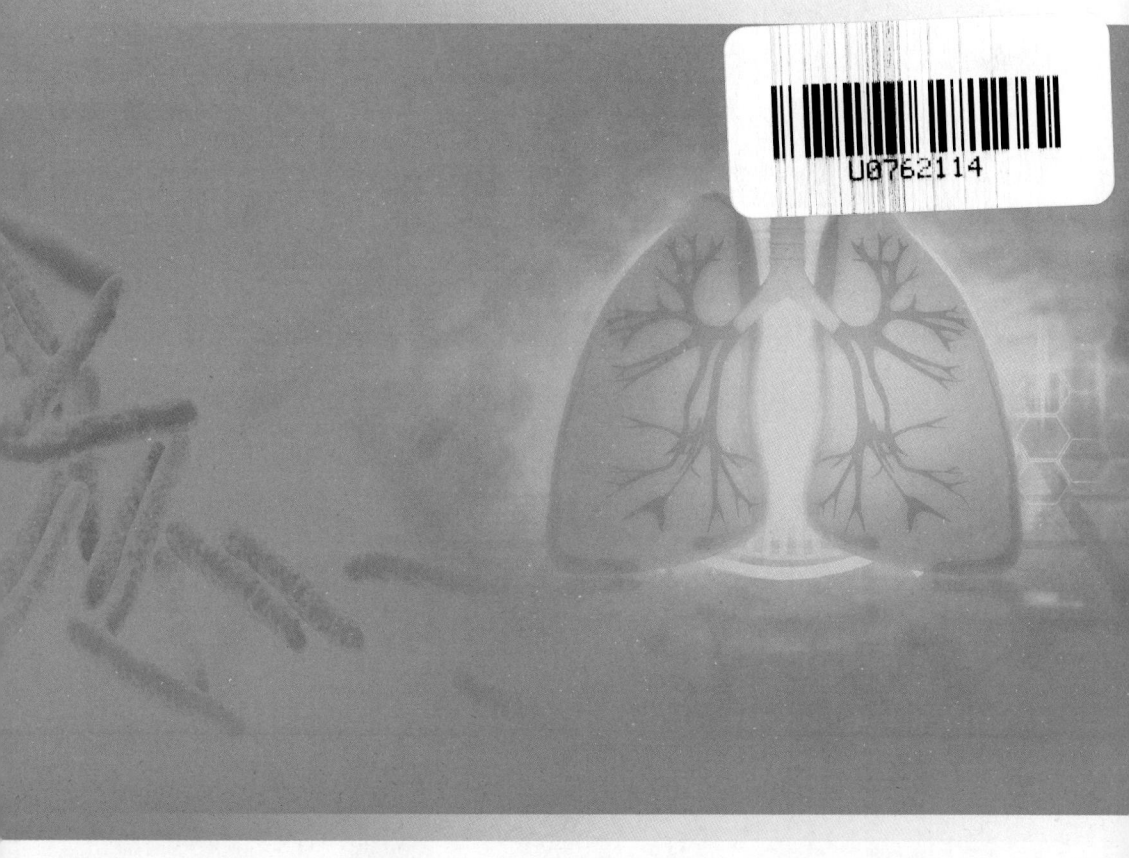

华南理工大学出版社
SOUTH CHINA UNIVERSITY OF TECHNOLOGY PRESS
·广州·

图书在版编目（CIP）数据

广东省结核病流行及防控模式研究报告／温文沛主编. ——广州：华南理工大学出版社，2024.9
ISBN 978 – 7 – 5623 – 7730 – 6

Ⅰ. ①广… Ⅱ. ①温… Ⅲ. ①结核病 – 流行病学 – 研究报告 – 广东 ②结核病 – 预防（卫生） – 研究报告 – 广东　Ⅳ. ①R52

中国国家版本馆 CIP 数据核字（2024）第 111014 号

Guangdongsheng Jiehebing Liuxing Ji Fangkong Moshi Yanjiu Baogao
广东省结核病流行及防控模式研究报告
温文沛　主编

出版人：柯　宁

出版发行：华南理工大学出版社
（广州五山华南理工大学 17 号楼，邮编 510640）
http://hg.cb.scut.edu.cn　E-mail: scutc13@scut.edu.cn
营销部电话：020 – 87113487　87111048（传真）

策　　划：林华生
责任编辑：王昱靖
责任校对：王洪霞
印 刷 者：广州今人彩色印刷有限公司
开　　本：787mm×1092mm　1/16　印张：13.25　字数：204 千
版　　次：2024 年 9 月第 1 版　印次：2024 年 9 月第 1 次印刷
定　　价：58.00 元

版权所有　盗版必究　印装差错　负责调换

广东省结核病流行及防控模式研究报告

学术委员会：陈 亮　张建辉　李建伟　胡锦兴

编 委 会

顾　问：杨应周　萧 芃
策　划：刘师琪
主　编：温文沛
副主编：吴惠忠　陈瑜晖　廖庆华　郭卉欣　周芳静
编　委：（按姓氏笔画排序）
　　　　刁燕颜　于宝柱　王嘉雯　方兰君　冯慧莹
　　　　朱　穗　刘志辉　刘恺懿　苏　静　李观海
　　　　何俊磊　余美玲　张和源　陈　洁　陈其琛
　　　　陈品儒　陈珣珣　陈燕梅　林伟斌　卓文基
　　　　徐华丽　黄珊珊　梁安棋　赖晓宇　魏文静
　　　　董小伟　薛允莲
统　稿：刘恺懿　何思思

序

结核病是一种古老但目前仍严重危害我国人民健康的主要传染病,是21世纪全球关注的重要公共卫生问题和社会问题之一。

党的十八大以来,广东省委、省政府深入贯彻习近平总书记以人民健康为中心的重要思想,认真落实党中央、国务院决策部署,把健康融入各项政策中,大力推动结核病防治事业的发展,全省结核病防治能力和水平显著提高。"十三五"期末,广东省肺结核报告发病率下降到50.4%,报告肺结核患者和疑似患者总体到位率达到97%、肺结核患者成功治疗率达到94.3%、规范管理率达到97.4%,顺利完成国家结核病防治规划目标任务。

回顾"十三五"前期,广东省发现活动性肺结核病人数位居全国前列,治愈率93.8%;在全国率先实现了结核患病率和死亡率双下降50%的全球结核病防治目标和高发现率、高治愈率的策略目标。但至今为止,广东省仍然是全国结核病高负担的省份。广东省结控中心的专家们讲情怀、讲担当,以科研联合攻关的方式,在"结核病流行及防控模式"这个科学问题上做了大量深入的研究工作,对广东省结核病的流行水平及特点进行多方深入的研究分析;对防控工作存在的问题进行全面总结梳理,取得了丰硕的科研成果。这些研究成果极具现实指导意义,可成为全省结核病防治从业人员的学习、培训的参考材料,将为新时代广东省结核病防治事业的高质量发展提供重要的技术支点和精准指导。弄清本底求实效,守正创新谋发展。我省一代代的防痨人始终心系人民健康，牢记初心使命，踔厉奋发，勇毅前行，为 2035 年终止结核流行的奋斗目标，为广东在新征程上走在全国前列而努力奋斗！

2023 年 12 月 1 日

（钟球，男，一级主任医师；中国防痨协会副理事长、广东省结核病控制中心前主任）

前 言

一直以来，人们在认识世界、改造世界的过程中，总是伴随着用研究的思维与方法去探索事物运动变化的规律及其本质联系，总结和反思在实践中获得的认识和理论，探求真知、真理。防痨工作亦然。近年来，广东省结核病防治战线的专家们，本着提高防治能力和终止结核病流行的原则，在国家未开展第六次全国流行病学抽样调查的背景下，对广东省结核病流行特征及防治体系的效能进行了全面的、深入的实地调查和实验研究，探索本省疫情的本底基线和防控体系的科学模式，为新时代广东省结核病防治事业的高质量发展提供宝贵而科学的参考依据。

广东省是中国人口较多的省份之一，属于东亚季风区气候，地处中国的南大门，占据南海航运枢纽位置，成为全国改革开放的前沿阵地和引进西方经济、文化、科技的窗口。由于经济发展不平衡、地区差异大以及人口流动频繁等原因，广东一直是结核病、麻风病、艾滋病等慢性传染病高负担的省域，其防治体系应运而生，发展成全国颇具特色的省、地、县三级的"多病一体"的慢性病防治机构网络；其中的结核病防治工作者守护着南粤人民健康及公共卫生安全70多年，他们敬业、务实、奉献的精神传承了一代又一代防痨人。

自1989年起，广东地区生产总值始终居于全国首位，成为中国第一经济大省；广东省域经济综合竞争力居全国第一。抗击新冠战役为防治结核病积累了多方面的经验及技术创新,在"强基层、建高地、登高峰,打造顶天立地卫生健康事业大格局"的战略规划推动下,结核病防治事业迎来了发展的春天。"十三五"期间,根据省卫健委领导要求,结合本省实际,向着"摸本底、查基线、强弱项、创新局"的研究目标,省结核病控制中心的专家们不畏艰难,深入研究,各司其职,不辱使命,呈献出丰硕的研究成果。

奋进新时代,再启新征程。希望此书能够为我们谋划广东结核病防治事业高质量发展提供技术支点和借鉴范例;并为广东省建设健康中国的实践探索走在全国前列、实现2035年终止结核流行的全球目标作出应有的贡献。

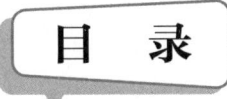

目 录

第一章　广东省结核病流行病学调查分析 / 1
　　第一节　5 次全国结核病流行病学抽样调查广东省概况 / 2
　　第二节　广东省 2010 年结核病流行病学调查分析 / 10
　　第三节　2016—2020 年广东省肺结核流行特征与趋势分析 / 20

第二章　广东省 1999—2021 年结核病疫情监测结果 / 35
　　第一节　报告发病率和发病率的概念 / 37
　　第二节　结核病监测报告与死亡监测 / 39
　　第三节　结核病登记与治疗管理 / 54
　　第四节　广东省耐药结核病疫情及防控报告 / 63
　　第五节　耐多药肺结核患者经济负担及其影响因素分析 / 71

第三章　广东省结核病菌株耐药性基线及监测结果 / 83
　　第一节　2009—2010 年广东省结核病耐药性基线调查 / 85
　　第二节　2013—2020 年广东省结核病耐药性监测报告 / 92
　　第三节　广东省结核分枝杆菌谱系分布 / 101
　　第四节　广州地区非结核分枝杆菌临床分离株菌种鉴定结果报告 / 103

第四章　广东省学校结核病疫情特征及影响因素 / 111

　　第一节　学校肺结核疫情特点 / 113
　　第二节　重点地区、重点学校聚集性疫情案例分析 / 115
　　第三节　已开展的工作及存在问题 / 117
　　第四节　工作建议 / 121

第五章　关于结核病防控模式的思考 / 125

　　第一节　传统防治模式的历史成就与面临问题 / 126
　　第二节　防治工作的质量问题 / 132
　　第三节　重点地市结核病防治质量促进行动 / 160
　　第四节　广东省结核病防治专项资金的筹集与管理 / 172

第六章　结论和建议 / 183

　　第一节　广东省结核病"十三五"规划终期评估结果 / 185
　　第二节　面临问题与建议 / 189
　　第三节　广东省结核病防治体系建设的展望 / 192

参考文献 / 197

后记 / 199

第一章

广东省结核病流行病学调查分析

广东省委、省政府高度重视结核病防治工作。2010年"广东省第五次结核病流行病学抽样调查"结果显示，全省活动性肺结核患病率为229.97/10万；城镇175.1/10万，农村347.1/10万，农村高于城市；经济发展较慢的粤东、粤西、粤北地区活动性肺结核患病率较高；5～24岁儿童、青少年报告发病率有上升趋势，老年人报告发病率依旧处于高位。"十三五"期间，趋势预测广东省2020年报告发病率为51.65/10万，但实际结果为50.4/10万（主因是抗新冠疫情影响了肺结核病人筛查力度），与平均报告发病率63.84/10万差距过大，这提示发现并彻底治疗肺结核患者的策略措施仍需继续强化。这为我们正确估计正常的报告发病率水平及确定"十四五"规划指标水平提供重要参考。

近10多年来，广东省肺结核报告发病率总体呈下降趋势，以近年的下降趋势尤为明显，以现代结核病控制策略为核心的结核病防治工作卓有成效。在下一个阶段的工作中，各级地方政府需加强领导，特别应切实保障经济欠发达地区和农村地区结核病防治经费、基础设施建设、人力资源等方面的投入，并促进潜伏感染者预防性干预和结核病患者社会关怀工作。

另外，调查发现广东省定点医疗机构活动性肺结核诊断符合率仅为47.2%，反映出基层机构诊疗质量低下的现实问题。这对政府部门研判当地疫情造成一定的干扰；同时提示我们需加大力度开展全省的结核病诊疗质量的控制管理和内涵建设。

第一节　5次全国结核病流行病学抽样调查广东省概况

结核病是严重危害我国人民健康的疾病之一。根据新中国成立初期的死亡率报告，当时北京、天津、上海、广州等几个大城市死因的第一位就是结核病。之后，随着人民生活和卫生条件的逐步改善，各级专业防治机构的建立和防治工作的开展，许多地区疫情有了明显好转。但从患病率和发病率来看，结核病仍是我国的一种常见病和多发病。

1978年的全国结核病防治工作会议制定了全国防治规划。1979年进行了第一次全国性的结核病流行病学抽样调查（简称"流调"），以了解全国和各省、自治区、直辖市的结核病患病率和流行特征，为防治规划修订、防治效果评定提供科学依据。此次调查结果显示：全国活动性肺结核患病率为717/10万，估算全国有690万例活动性肺结核病人；涂阳患病率为187/10万，估算全国有180万例涂阳肺结核病人。患病率和涂阳患病率曲线均随年龄增长逐步升高，65岁达最高峰，70岁以后略有下降。25岁以前女性患病率高于男性，25岁以后男性患病率高于女性。活动性肺结核高患病率以新疆、西藏、黑龙江等省、自治区为代表，超过1 000/10万；其次为宁夏、安徽、福建、江苏、江西、广东、四川等省、自治区，超过800/10万[①]。

1984—1985年，我国为了评价1979年之后结核病防治措施的效果，观察结核病的流行趋势，在22个省、市、区进行了第二次全国结核病流行病学抽样调查。此次调查基本上仍沿用1979年随机分层整群不等比例抽样方法，除保持1979年调查项目外，增加了痰结核菌培养、菌型鉴定、卡介苗疤痕检查、卡介苗接种史询问和结核病死亡率的回顾调查。此次调查结果显示：全国活动性肺结核患病率为550/10万，估算全国有570万例活动性肺结核病人；涂阳患病率为156/10万，估算全国有162万例涂阳肺结核病人。患病率和涂阳患病率均随年龄增长而逐渐上升，60岁达到高峰，之后维持高峰水平。25岁以前女性高于男性，25岁以后男性高于女性，且男性比女性上升趋势明显。活动性肺结核患病率以新疆最高，达1 187/10万；其次为江西、湖南，高于800/10万；北京、上海、天津最低，北京228/10万。涂阳高患病率以福建、江西、湖南、广东、新疆等省、自治区代表，高于200/10万；甘肃、北京最低，甘肃54/10万[②]。

---

① 中华人民共和国卫生部. 1979全国结核病流行病学抽样调查资料汇编［C］. 北京：中华人民共和国卫生部，1981.
② 中华人民共和国卫生部. 1984/1985全国结核病流行病学抽样调查资料汇编［C］. 北京：中华人民共和国卫生部，1988.

1990年是实施第一个"全国规划"的最后一年，也是制定实施第二个"全国规划"的前一年。为了全面考评各省、自治区、直辖市实施第一个"全国规划"的状况和效果，并为在20世纪最后十年加快我国结核病有效防治进度，以及为制定第二个"全国规划"提供可靠的数据，1990年1月卫生部决定于1990年进行第三次全国结核病流行病学抽样调查。此次调查结果显示：全国活动性肺结核患病率为523/10万，估算全国有593万例活动性肺结核病人；涂阳患病率为134/10万，估算全国有151万例涂阳肺结核病人。患病率和涂阳患病率均为15岁以前女性高于男性，20岁左右呈现交叉，男性逐渐高于女性，且差异幅度逐渐增大。随着年龄的增长，病人占比逐渐升高。活动性肺结核患病率以西藏最高（1203/10万），四川、内蒙古、海南，均高于800/10万；上海最低（66.4/10万），其次为北京[①]。

2000年，为了评价1991—2000年全国结核病防治规划执行情况和结核病控制项目实施效果，了解全国结核病的流行状况和危害程度，并为制定2001—2010年全国结核病防治规划提供科学依据，卫生部决定开展第四次全国结核病流行病学抽样调查。本次调查以获得全国性结核病流行病学指标和评价资料为主，因此，调查方法和项目、检查方法和测定标准等与前三次基本一致，以保持流调资料的连续性和可比性。此次调查结果显示：全国活动性肺结核患病率为367/10万，估算全国有451万例活动性肺结核病人；涂阳患病率为122/10万，估算全国有151万例涂阳肺结核病人。总耐药率为27.8%，MDR－TB耐药率为10.7%。结核病人登记比例为15.0%。除35岁年龄组的涂阳患病率无性别差异外，其余年龄组的患病率和涂阳患病率均表现为男性高于女性，且患病率随年龄增长呈上升趋势，55岁以后明显上升，至75岁达到最高峰。不同地区的肺结核疫情有较大的差异，西部地区最为严重，涂阳患病率以中部地区最高，东部地区的疫情最轻。

2010年，卫生部组织开展了全国第五次结核病流行病学抽样调查。此次调查的主要目的是了解我国结核病的流行现状及变化趋势，评价《全国

---

① 中华人民共和国卫生部. 1990年全国结核病流行病学抽样调查资料汇编［C］. 北京：中华人民共和国卫生部，1992.

结核病防治规划（2001—2010 年）》的执行情况与效果。此次调查结果显示：全国活动性肺结核患病率为 459/10 万，估算全国有 499 万例活动性肺结核病人；涂阳患病率为 66/10 万，估算全国有 72 万例涂阳肺结核病人。患病率随着年龄增加逐步升高；涂阳患病率则除 15～19 岁组外，其余各年龄组均为男性高于女性。活动性肺结核患病率、涂阳患病率均表现出乡村明显高于城镇，西部地区明显高于中部和东部地区。肺结核一线药耐药率为 36.8%，耐多药率为 6.8%。另外，调查发现：在工作质量评价上，患者首次到结防机构就诊的比例仍然较低；已就诊患者中仅有 35.8% 被诊断为肺结核；结核病患者的发现、报告、登记工作存在薄弱环节，尚有一半以上有症状患者未能及时就诊，部分确诊患者未进行传染病网络报告和登记；已登记肺结核患者规则治疗率较低（＜60%），间断治疗的主要缘由是药物不良及其他的合并症；不到一半的患者接受过结核病相关健康教育，公众对结核病核心信息知晓率较低[1]。

第五次调查报告中主要建议：进一步提高结核病防治措施的实施质量；进一步完善结核病防治服务体系，按照"因地制宜，稳步推进"的原则，逐步建立"三位一体"的结核病防治服务体系；进一步完善结核病防治政策，加强保障机制和患者关怀机制，对高疫情地区予以政策倾斜；进一步提高公众的结核病知识知晓水平。

5 次全国结核病流调疫情水平指标对比见表 1-1。

表 1-1　5 次全国结核病流调疫情水平指标情况表

年份	抽样调查点	总患病率/(/10 万)	涂阳患病率/(/10 万)	估算病人数（万）
1979	888	717	187	690
1984	749	550	156	570
1990	928	523	134	593
2000	257	367	122	451
2010	176	459	66	499

---

[1] 王宇. 全国第五次结核病流行病学抽样调查资料汇编 [M]. 北京：军事医学科学出版社，2011.

在上述 5 次全国调查的基础上,广东省增加抽样调查点,以获得能够真实准确反映本省疫情的本底数据,为制定本省结防规划提供科学依据。

一、广东省结核病疫情发展趋势概况

建国以来,国家分别在 1979 年、1984 年、1990 年、2000 年、2010 年在全国开展结核病流行病学抽样调查,广东省在全国调查的基础上,也同时开展了本省的调查。具体的抽样调查点数、总患病率、涂阳患病率、估计病例数等,见表 1-2。

表 1-2　5 次全国流调广东省结核病疫情水平指标情况表

年份	抽样调查点	总患病率 /(/10 万)	涂阳患病率 /(/10 万)	估算病人数 （万）
1979	50	886.89	233.95	48.1
1984	27	659.78	219.03	37.7
1990	30	493.43	111.84	29.7
2000	38	351.74	106.75	25.6
2010	35	229.97	39.75	17.1

从前 3 次流调结果看,广东省结核病疫情水平在 1979—1990 年呈下降趋势。涂阳患病率由 1979 年的 233.95/10 万至 1990 年的 111.84/10 万,下降了 52.19%,年递降率为 6.5%。另外,原发性肺结核病例数减少,未发现血行播散性肺结核;慢性纤维空洞性肺结核占比由 1984 年的 13.2% 下降至 1990 年的 7.1%;患病高峰向老龄移动。这十年间省内结核病疫情未见大幅度变化,也没有出现暴发流行①。这说明广东省结核病控制呈良好态

---

① 张燊和,李朋方. 广东省近十年结核病疫情变化趋向与对策 [J]. 广州医药,1993,
　1 (1):7-8.

势,与国家卡介苗接种政策的有力落实、涂阳病人的管治加强及防治网点增加等措施有关。

第四次调查结果显示,在1990—2000年期间,广东省活动性肺结核患病率较前期下降了28.7%,涂阳患病率下降了4.6%,死亡率下降了73.6%[1]。这表明这十年间全省结核病疫情不断下降,流行情况继续减弱,特别是结核病死亡率下降十分显著,充分体现了现代结核病化疗措施对肺结核死亡率降低的影响。但涂阳患病率年递降率只有0.3%,下降缓慢;城镇涂阳患病率年均增长3.49%,反而有增长趋势;外来人口结核病管理也给广东带来巨大压力[2]。这是因为20世纪90年代初,由于人口流动、艾滋病的流行、耐药菌株的产生,以及各国对结核病控制的忽视等原因,导致全球结核病疫情回升,全球进入结核病紧急状态。各种影响因素合力造成疫情回升,这在全省都有不同程度的体现。2003年钟球等通过对广东省结核病流行菌株的研究发现,广东省结核菌株流行主要为遗传关系接近、在基因水平上相关程度较高的"北京家族"结核分支杆菌株,且该家族菌株在100年前可能源于一个突变祖先菌株的家族,曾以一定的程度在广东省和其他亚洲国家地区流行[3]。1990—2000年间,在全球疫情回升的形势下,广东省疫情受到有力遏制,患病率低于全国平均水平。这与全省实施了世行贷款结核病控制项目、政府增加投入、各项技术措施的落实有关,特别是通过执行现代结核病控制策略(directly observed treatment shortcourse,DOTS),大批传染性肺结核病人被及时发现、近10万病人被治愈。但要完全控制广东省结核病疫情,仍需采用现代结核病的强化控制策略。

第五次调查结果显示,全省活动性肺结核患病率229.97/10万,涂阳患病率39.75/10万。总耐药率22.0%,未发现耐多药病例。对全部调查对象

---

[1] 钟球,黄桂清,陈启亮,等.广东省第四次结核病流行病学抽样调查报告[J].中国预防医学杂志,2001,2(2):90-93.
[2] 陈启亮,钟球,黄桂清,等.广东省结核病疫情流行状况分析[J].中国防痨杂志,2003,3(5):156-159.
[3] 钟球,高翠南.广东省结核病流行菌株研究[J].广东医学,2003,3(24):309-310.

开展知晓率问卷调查,总知晓率78.4%。对1990年、2000年、2010年3次全省结核病流调结果进行标化分析可知,2010年活动性肺结核的患病率较2000年和1990年分别下降36.8%和60.4%;涂阳患病率较2000年和1990年分别下降了66.7%和71.7%[①]。2000—2010年疫情下降趋势明显,尤其是2010年较1990年患病率下降60.4%,这标志着全省结核病防治工作提前实现世界卫生组织提出的"到2015年实现肺结核患病率下降50%"的阶段性目标。但是,全省结核病疫情依然严峻,仍面临着耐药结核病等挑战。

二、广东省结核病疫情特点及其变化

前三次调查资料表明,结核病疫情分布不均,农村及贫困地区疫情较为严重。患病率高发地区分布在潮汕平原和雷州半岛一带。第四次调查资料显示,广东省疫情特点与前三次相似,即表现为男性患病率明显高于女性;患病率随年龄的增长而上升,患病和死亡高峰在60岁以上;农村患病率仍然高于城镇。经济欠发达地区的疫情仍较严重,地处山区的惠州、清远、韶关、河源、梅州等市的疫情较珠江三角地区严重。不同经济发展水平地区的涂阳患病率亦有差异,例如珠江三角洲等经济发展较快的地区平均涂阳患病率为47.28/10万,而经济发展较慢的地区平均涂阳患病率为131.77/10万。

第五次调查资料显示,全省结核病疫情特点变化不大,仍表现出男性患病率高于女性患病率;农村高于城市;老年人结核病患病率高;经济社会发展较慢地区结核病疫情重于经济社会发展较快地区等特点。这主要与经济欠发达地区大多结核病防治工作总体投入不足、保障不力有关;另外也可能与发达地区人民生活水平、保健水平总体较高有关。社会经济学调查显示,大部分结核病患者来自农村,这部分人群收入较低或没有收入来源,往往面临结核病与贫困的双重压力。有关结核病的社会关怀和保障仍

---

① 钟球,尹建军,钱明,等. 广东省第五次结核病流行病学抽样调查分析[J]. 中国防痨杂志,2011,6(33):317-322.

需要进一步加强，完善社会动员和健康促进工作是全省结核病控制策略的重要内容之一。

三、1990—2010年广东省结核病防控工作进展

2000年广东省的调查显示，在1990—2000年期间，广东省通过近十年实施世行贷款结核病控制项目，全省已建立了一套现代控制结核病技术和措施，积累了丰富的实践经验，特别是DOTS策略得到普及、归口管理制度不断健全，机构和队伍相对稳定，技术水平和素质明显提高，为进一步开展结核病控制提供了有利条件。但随着经济加速发展和外来人口加入城市建设，城区的疫情有加重趋势，提示我们必须坚持"科学防痨、依法防痨"，采用（DOTS）策略，加强执法力度，才能控制结核病流行。

2010年广东省的调查显示，在2000—2010年期间，广东省结核病患病率平均年递降率为10.4%，提前实现了世界卫生组织提出的结核病控制的阶段性目标。广东省结核病控制工作在政府承诺、新技术应用和防治队伍建设等方面均得到加强，"政府领导、多部门合作、全社会参与"的结核病防治工作机制得到巩固和发展，并在结核病防治实践中发挥着重要作用。

在下一阶段的工作中，各级地方政府应加强领导，特别应切实保障经济欠发达地区和农村地区的结核病防治经费、基础设施建设、人力资源等方面的投入，强化社会动员和患者关怀工作，在保持全省结核病防治工作可持续发展的基础上，促进全省结核病防治质量水平不断提高。

第二节 广东省 2010 年结核病流行病学调查分析[①]

结核病是危害人类健康的主要传染病之一，是全球共同关注的公共卫生和社会问题。广东省历来重视结核病防治工作，特别是进入 21 世纪以来，通过《广东省结核病防治规划（2001—2010 年）》的实施，进一步加大遏制结核病流行的力度，全面实施现代结核病控制策略，健全结核病防治服务体系，结核病防治工作取得了长足发展。为充分总结和评价近 10 年来全省结核病防治工作和疫情现状，并为制定下一阶段结核病防治规划提供重要依据，广东省于 2010 年组织开展了"广东省第五次结核病流行病学抽样调查"。

一、材料和方法

（一）抽样方法

本次流调以获得全省结核病流行病学指标和评价资料为主，采用分层整群等比例随机抽样的方法，根据整群抽样的计算方法进行测算。最终确定全省流调总样本量为 96 250 人，流调点为 35 个，平均每个调查点抽样人口为 2 750 人。抽样调查点一经确定，不得随意更改，遇有自然灾害及其他人为不可抗拒因素等而需要更换时，须报请广东省流调办公室，经流调领导小组同意后，再另行抽样确定。

（二）调查对象

本次流调的调查对象为流调点 15 岁以上（出生时间在 1995 年 12 月 31

[①] 钟球，尹建军，钱明，等. 广东省第五次结核病流行病学抽样调查分析 [J]. 中国防痨杂志，2011，6（33）：317-322.

日之前）的常住人口，主要包括两部分：①户籍人口：持有本地户籍的人口，离开本地 6 个月及以上的户籍人口不作为本次应检人口；②外来常住人口：虽无本地户籍，但调查时在本地居住 6 个月及以上。

（三）调查内容

1. 肺结核患病率调查

对所有调查对象进行 X 线胸片检查和肺结核可疑症状问卷调查。对所有胸部 X 线检查异常者和肺结核可疑症状者进行 3 次痰涂片和 2 次痰培养检查，分别获得活动性肺结核、涂阳肺结核和菌阳肺结核患病率。受检对象的既往史、临床症状、X 线胸片检查、痰涂片和培养检查等结果参考《中国结核病防治规划实施工作指南（2008 年版）》中的有关标准实行。

2. 结核分枝杆菌的菌种鉴定和药物敏感性分析

对本次流调获得的所有菌株进行菌种鉴定和一、二线抗结核药品的药物敏感性分析。培养采取酸性改良罗氏培养基，药敏分析采用比例法。

3. 肺结核患者社会经济情况调查

对本次流调中发现的所有肺结核患者进行问卷调查，了解患者发病、就诊及治疗过程中相关的社会经济情况。

4. 知晓率调查

对所有调查对象进行结核病防治知识知晓率问卷调查，了解近年来我省开展结核病防治健康教育与健康促进工作的情况和效果。

以上调查统一采用国家第五次结核病学流调细则中设计的相关问卷。

（四）质量控制

为保证全省流调方法、标准的统一性和结果的可靠性，各市组织流调专业队，由省第五次结核病学流行病学调查办公室组织培训后，负责各市现场调查工作；调查结果均遵循当天录入、双人核实的原则；省级组织督导组对全部流调点开展现场督导。

（五）数据整理和分析

为保证与国家流调结果的统一和衔接，全省流调数据录入和整理采用国家流调办统一使用的专用录入软件。数据分析采用专业统计分析软件 SPSS 17.0。

二、结果

为合理评估本省结核病疫情，本次流调结果分析不包括流动人口病例，流动人口相关数据另行分析。

（一）受检情况

全省共计抽取 35 个调查点，实际抽样人口 92 246 人，应检人数 51 241 人，实检人数 49 514 人。受检率为 96.6%，平均每个调查点实检人数约 1 415 人。15 岁以上受检人群中，男性为 22 357 例，占 45.2%，平均年龄（43.5±17.7）岁；女性为 27 157 例，占 54.8%，平均年龄（44.0±17.1）岁。为合理评估全省疫情，参照前 2 次流调抽样数据，15 岁以下人群抽样比例在 30% 左右，肺结核病患病率接近于 0。本次流调分析按照 15 岁以下人群抽样比例以 29.7% 计，计算理论实检人口为 70 433 人（表 1-3）。

表 1-3 广东省近 3 次流行病学调查实检人数情况

年份	调查点数	合计	15 岁以上		15 岁以下	
			人数	比例/%	人数	比例/%
1990	30	45 599	31 685	69.5	13 914	30.5
2000	38	57 145	40 829	71.4	16 316	28.6
2012	35	70 433	49 514	70.3	20 919	29.7

（二）患病情况

本次流调共确诊活动性肺结核患者 162 例，其中，涂阳培阳 25 例，涂阳培阴 3 例，涂阴培阳 16 例，涂阴培阴 118 例。据此统计得出全省活动性肺结核患病率为 229.97/10 万（165.7/10 万～294.3/10 万）、涂阳肺结核患病率为 39.75/10 万（36.0/10 万～43.4/10 万），菌阳患病率为 62.46/10 万（53.7/10 万～71.26/10 万）。

1. 不同性别、年龄患病情况

结果显示，男性各类肺结核患病率均高于女性（活动性 $\chi^2=59.1$，$P<0.01$；涂阳 $\chi^2=15.0$，$P<0.01$；菌阳 $\chi^2=19.6$，$P<0.01$）（表 1-4）。从年龄分布来看，肺结核患病率在不同年龄之间存在较大差异，从 0～945.55/10 万不等。以 60 岁为老年人和非老年人界限比较可见，老年人结核病患病率高于非老年人（活动性 $\chi^2=89.3$，$P<0.01$；涂阳 $\chi^2=21.7$，$P<0.01$；菌阳 $\chi^2=33.4$，$P<0.01$），活动性肺结核、涂阳肺结核和菌阳肺结核三者的患病率高峰均主要位于 60—80 岁年龄组，发病率最高为"70—"岁年龄组（表 1-5）。

表 1-4 广东省第五次结核病流调不同性别肺结核患病情况

性别	实检人口	活动性		涂阳		菌阳	
		例数	患病率/(/10 万)	例数	患病率/(/10 万)	例数	患病率/(/10 万)
男性	33 345	126	377.87	24	71.97	36	107.96
女性	37 098	36	97.04	4	10.78	8	21.56
合计	70 443	162	229.97	28	39.75	44	62.46

表1-5 广东省第五次结核病流调不同年龄组肺结核患病情况

年龄组	实检人口	活动性		涂阳		菌阳	
		例数	患病率/(/10万)	例数	患病率/(/10万)	例数	患病率/(/10万)
0—	20 929	—	—	—	—	—	—
15—	4 993	3	60.08	0	0.0	0	0.0
20—	3 183	4	125.67	0	0.0	0	0.0
25—	3 469	7	201.79	0	0.0	1	28.83
30—	3 913	3	76.67	0	0.0	0	0.0
35—	5 010	12	239.52	3	59.88	4	79.84
40—	5 741	20	348.37	4	69.67	9	156.77
45—	5 433	6	110.44	0	0.0	0	0.0
50—	4 210	23	546.32	2	47.51	3	71.26
55—	4 009	19	473.93	6	149.66	7	174.61
60—	3 058	20	654.02	4	130.80	6	196.21
65—	2 209	15	679.04	1	45.27	2	90.54
70—	1 798	17	945.55	5	278.09	7	389.30
75—	1 406	10	711.24	2	142.25	4	284.45
80—	1 082	3	277.26	1	92.42	1	92.42
合计	70 443	162	229.97	28	39.75	44	62.46

2. 不同经济类型结核病患病情况

本次流调共有35个调查点，其中23个城镇点，12个农村点，城镇点的比例大于农村点。结果显示农村各类肺结核病患病率均不同程度高于城镇（活动性$\chi^2 = 19.0$，$P < 0.01$；涂阳$\chi^2 = 3.4$，$P = 0.07$；菌阳$\chi^2 = 5.8$，$P < 0.05$）（表1-6）。

表1-6 广东省第五次结核病流调不同经济类型肺结核患病情况

经济类型	实检人口	活动性		涂阳		菌阳	
		例数	患病率/(/10万)	例数	患病率/(/10万)	例数	患病率/(/10万)
城镇	47 973	84	175.10	14	29.18	22	45.86
农村	22 470	78	347.13	14	62.31	22	97.91
合计	70 443	162	229.97	28	39.75	44	62.46

3. 不同地区结核病患病情况

本分析依照行政区划地理和经济特点，将广东省分为珠三角、粤东、粤西和粤北4个区域。统计可见各区域间结核病患病情况不平衡，经济发达的珠江三角洲区域活动性肺结核患病率最低，经济发展较慢的粤东、粤西、粤北活动性肺结核患病率较高（表1-7）。

表1-7 广东省第五次结核病流调不同地区结核病患病情况

地区类型	实检人数	活动性肺结核		涂阳肺结核		菌阳肺结核	
		例数	患病率/(/10万)	例数	患病率/(/10万)	例数	患病率/(/10万)
珠三角	31 913	39	122.21	9	28.20	14	43.87
粤东	19 437	56	288.11	10	51.45	12	61.74
粤西	15 446	54	349.61	4	25.90	12	77.69
粤北	3 647	13	356.46	5	137.10	6	164.52
合计	70 443	162	229.97	28	39.75	44	62.46

汇总分析结果显示，经济发达地区结核病疫情低于非经济发达地区（活动性$\chi^2=28.7$，$P<0.01$；涂阳$\chi^2=1.5$，$P=0.2$；菌阳$\chi^2=2.7$，$P=0.09$）。

(三) 广东省近三次流调疫情比较

为对近20年来全省结核病疫情控制情况和发展趋势作出初步评估，我们以2009年广东省常住人口数为标准人口，对1990年、2000年、2010年三次全省结核病流调结果进行标化比较，结果显示，2010年，活动性肺结核患病率较2000年和1990年分别下降36.8%和60.4%；涂阳肺结核患病率较2000年和1990年分别下降66.7%和71.7%（表1-8）。

表1-8 广东省1990年、2000年和2010年结核病流行病学抽样调查结核病疫情

年份	调查点数	实检人口数			标化后肺结核患病率[a] /(/10万)		
		合计	其中 >15岁	其中 <15岁	活动性	涂阳	菌阳
1990	30	45 599	31 685	13 914	608.8	135.5	—[b]
2000	38	57 145	40 829	16 316	381.7	114.9	158.3
2010	35	70 443	49 514	20 929	241.3	38.3	59.6

注：[a] 以2009年广东省常住人口数为标准人口；
[b] 1990年全省流调无结核分枝杆菌培养数据。

据此测算，1990—2000年活动性肺结核患病率和涂阳肺结核患病率年递降率分别为4.6%和1.6%；2000—2010年活动性肺结核患病率和涂阳肺结核患病率年递降率分别为4.5%和10.4%。

(四) 菌株培养和药敏分析情况

本次流调共计42例培养阳性病例，1例经菌型鉴定为非结核分枝杆菌，非结核分枝杆菌感染率为2.4%。41例做了药物敏感性分析，9例耐药，总耐药率为22.0%；其中38例初治患者中，7例耐药，初始耐药率为18.4%；1例为耐多药病例。3例复治患者中，2例耐药，未发现耐多药病例。

(五) 肺结核患者社会经济调查情况

本次流调新发现病例为147例，占90.7%；已知病例15例，占9.3%。对162例肺结核病患者调查显示，农民患者占据52.5%，位居职业分类首位，家务、离退休患者分别以12.9%和8.6%位居其后。74.1%的肺结核患者年收入在1万元以下，完全没有收入的占14.8%。大部分肺结核患者参加了新农合、城镇居民医保等不同类型的医疗保险，但有11.7%的患者无任何医疗保障。

(六) 知晓率调查情况

本次流调围绕结核病传播途径、相关症状等结核病防治知识的5项核心问题对全部调查对象开展知晓率问卷调查。结果显示，总知晓率达78.4%，其中"相关症状"和"能否治愈"两个问题知晓率最高，其次是"传播途径"和"免费政策"，"诊治机构"知晓率最低（表1-9）。

表1-9　广东省第五次结核病流调实检人群知晓率调查情况

内容	调查人数	知晓人数	知晓率/%
传播途径	49 514	38 812	78.4
相关症状	49 514	40 904	82.6
诊治机构	49 514	35 216	71.1
免费政策	49 514	37 882	76.5
能否治愈	49 514	41 369	83.6

三、讨论

广东省曾于1979年、1984/1985年、1990年和2000年分别开展了四次全省结核病流行病学抽样调查，积累了宝贵的流行病学资料，为制定政策指导全省结核病防治工作提供了科学依据。本次流调是省结核病控制项目办公室组织开展的第五次流调，为全省历年来规模最大、投入最多、方法最先进的一次。本次流调的最大特点是在患者的诊断过程中以 X 线胸部检查代替了以往的胸透和结核菌素（PPD）皮肤试验，大大提高了诊断的准确性和可信度。

结合近三次（1990，2000，2010）流调情况看，结核病疫情特点变化不大，仍表现出：男性患病率高于女性患病率；农村高于城市；老年人结核病患病率高；经济社会发展较慢地区结核病疫情高于经济社会发展较快地区等特点。从各流调点统计结果来看，全省结核病疫情呈现高度不平衡状态，35 个调查点中，活动性肺结核患病率最低为 0、最高为 597.55/10 万；涂阳肺结核最高为 161.70/10 万；菌阳肺结核最高为 270.60/10 万。我们将所有调查点按照惯例依社会经济发展情况分划为珠三角、粤东、粤西、粤北 4 区后，明显可见社会经济良好的区域，结核病疫情相对较低，反之则较高；这主要与经济欠发达地区结核病防治工作总体投入不足、保障不力有关，另外也可能与发达地区人民生活水平、医疗保健水平总体较高有关。此外，全省肺结核患病率高峰保持在老年人组，这在一定程度上反映新感染人群在逐渐减少，说明全省结核病防治规划实施效果显著，有效减少了结核病的传播。

本次流调中发现的涂阳肺结核患病率仅占活动性肺结核患病率的17.3%，菌阳肺结核患病率占活动性肺结核患病率的27.2%，比例较低。这可能与本次流调采取 X 线胸片取代以往的胸透作为诊断手段，涂阴肺结核的诊断准确性提高有关；同时，这个结果也提示随着结核病防治工作的发展，针对涂阴活动性肺结核的诊断和治疗应进一步加强。因此，建议在做好痰涂片检查的基础上，尽快在全省推广使用结核分枝杆菌培养技术，为结核病诊断提供实验室保障。

对近三次全省结核病流调结果进行标化后比较可见，全省活动性肺结核患病率和涂阳肺结核患病率总体呈下降趋势，近 10 年的下降趋势尤其明显。值得一提的是本次流调结果显示全省活动性肺结核患病率较 1990 年下降60.4%，标志着全省结核病防治工作提前实现世界卫生组织提出的"到2015年实现肺结核患病率下降50%"的阶段性目标。同时，涂阳肺结核患病率平均年递降率10.4%，接近世界水平。但是，据本次流调结果估算，全省仍有活动性肺结核病例17.1万（12.3万～21.9万），其中涂阳肺结核病例3.0万（2.7万～3.2万），菌阳肺结核4.6万（4.0万～5.3万），病例绝对数仍然较多。此外，从药敏分析结果来看，尽管全省总体耐药水平低于全国水平，但仍有约1/5的培阳病例为耐药患者。可见全省结核病疫情依然严峻，仍面临耐药结核病等挑战。

社会经济学调查显示，大部分结核病患者来自农村，收入较低或没有收入来源，往往面临结核病与贫困的双重压力。目前我国为结核病患者提供的免费抗结核治疗和多种形式的医疗保险虽然在一定程度上缓解了结核病患者的经济负担，但仍然有部分结核病患者没有被纳入任何医疗保障体系，有关结核病的社会关怀和保障仍需要进一步加强。

完善社会动员和健康促进工作是中国结核病控制策略的重要内容之一，本次流调结果显示结核病防治知识总知晓率达78.4%，说明近年来全省在结核病防治健康促进方面取得了一定进展，但同时我们必须看到免费政策和诊治机构等重点宣教内容知晓率相对偏低，健康促进工作尚不够均衡、全面。

综上所述，近20年来，广东省始终以现代结核病控制策略为核心开展的结核病防治工作卓有成效。特别是近10年来，广东省结核病控制工作在政府承诺、新技术应用和防治队伍建设等方面均得到加强，"政府领导、多部门合作、全社会参与"的结核病防治工作机制得到巩固和发展，并在结核病防治实践中发挥着重要作用。在下一个阶段的工作中，各级地方政府需加强领导，特别应切实保障经济欠发达地区和农村地区结核病防治经费、基础设施建设、人力资源等方面的投入，强化社会动员和患者关怀工作，在全省结核病防治工作可持续发展的基础上，不断提高结核病防治工作水平。

第三节 2016—2020年广东省肺结核流行特征与趋势分析

一、2016—2020年广东省肺结核流行特征分析

世界卫生组织（WHO）最新发布的《2021年全球结核病报告》显示，2020年我国估算结核病新发患者数为84.2万（2019年为83.3万），重回全球第二位，估算发病率为59/10万。肺结核报告发病数与死亡数分别位于我国法定传染病中的第2位和第3位。第七次全国人口普查结果显示，截至2020年11月1日零时，广东省常住人口高达1.26亿人，为全国人口第一大省。作为全国经济和人口大省，广东省的结核病负担一直居于全国首位，结核病流行水平（50.40/10万）处于全国中等水平，按照目前的年递降率，无法实现2035年终结结核病流行的目标（10/10万以下），防控工作任重道远。因此，亟需采取更为精准、有效的措施控制结核病的传播蔓延。为进一步了解广东省肺结核流行特征及发病趋势，以期为"十四五"期间制定结核病防控策略和措施提供科学的依据，现对广东省2016—2020年肺结核疫情进行流行病学特征分析。

（一）资料与方法

1. 资料来源

本研究主要数据来源于"中国疾病预防控制信息系统"子系统"传染病报告信息管理系统"，按录入日期获取2016年1月1日至2020年12月31日报告的肺结核（含结核性胸膜炎）患者相关数据。人口数据来源于"中国疾病预防控制信息系统"子系统"基本信息系统"报告的广东省2016—2020年的常住人口数。

2. 相关定义

（1）肺结核：肺结核是指发生在肺组织、气管、支气管和胸膜的结核，包含肺实质的结核、气管支气管结核和结核性胸膜炎，临床表现有发热、咳嗽、乏力、盗汗、消瘦等。

（2）病原学阳性肺结核：肺结核诊断分类按病原学检查结果分为病原学阳性、病原学阴性和病原学未查肺结核。其中病原学阳性包括痰结核分枝杆菌涂片阳性、结核分枝杆菌培养阳性或分子生物学检查阳性。

（3）肺结核报告发病率：在一定时期内，某一地区所有医疗卫生机构报告的肺结核患者数占该地区人口的比例。

$$\text{肺结核报告发病率} = \frac{\text{一定时期内某地报告的活动性肺结核患者数}}{\text{同时期内该地区年平均人口}} \times \frac{100\ 000}{10\ \text{万}}$$

3. 分析方法

（1）主要指标：报告发病数、报告发病率、病原学阳性肺结核构成比。报告发病率根据报告患者数和人口数据计算；病原学阳性肺结核构成比分子为各年度报告的病原性阳性肺结核患者数，分母为各年度报告的肺结核患者数。

（2）平均增长速度计算：将2016—2020年广东省肺结核的报告发病率按年龄组建立动态数列，使用几何平均法计算平均增长速度。

（3）圆形分布法：圆形分布法是通过三角函数变换将具有周期性变化的资料转化为线性资料，常用于疾病发病或死亡的季节性及昼时性研究。①计算平均角和标准差，将12个月转换成360°，则1天相当于0.986 3°，以每个月的月中值作为组中值（α_i），折算成度，1月中、2月中分别为15°、45°，其余类推；②计算 $\sin \alpha_i$、$\cos \alpha_i$ 的均值，分别以 Y 和 X 表示。计算公式：$Y = (\sum f_i \sin \alpha_i)/n$，$X = (\sum f_i \cos \alpha_i)/n$（$f_i$ 为频数，n 为肺结核报告发病人数）；③计算角度离散程度指标值 r；④计算平均角的正切值，得平均角 $\bar{\alpha}$；⑤计算角离差 S。采用雷氏检验计算 Z 值，$Z = \pi r^2$。

4. 统计分析

使用 Excel 2010 软件和 SPSS R 3.6.2 软件进行数据整理和统计分析。描述性统计方法用于分析 2016—2020 年广东省肺结核流行基本情况和特征。组间定性资料的比较采用 χ^2 检验，检验水准 $\alpha = 0.05$。采用趋势 χ^2 检验分析肺结核报告发病率随时间的变化趋势，圆形分布法进行高发时间分析，地区分布特征采用 ArcGIS 10.2 软件绘制地图进行结果可视化。

（二）结果

1. 基本情况

2016—2020 年，广东省累计报告发现肺结核报告发病者 356 748 例，年均报告发病率 63.84/10 万。"十三五"期间报告发病率总体呈下降趋势，趋势检验有统计学意义（趋势 $\chi^2 = 6\,905.568$，$P < 0.001$）。与 2015 年（74.12/10 万）相比，2020 年肺结核报告发病率下降至 50.40/10 万，年递降率为 7.41%，降幅达 32.00%。历年报告发现的各类肺结核患者中，病原学阳性肺结核患者的所占比例显著提升，从 2015 年的 31.61% 升高至 51.40%（表 1 - 10）。

表 1 - 10　2016—2020 年广东省报告发现的肺结核患者与病原学阳性肺结核患者情况

年份	肺结核报告发病数	肺结核报告发病率/(/10 万)	病原学阳性患者数（构成比[d],%）
2015[a]	79 485	74.12	25 124（31.61）
2016	77 920	71.82	23 597（30.28）
2017	82 117	74.66[b]	22 669（27.61）
2018	72 385	64.81	24 493（33.84）
2019	66 261	58.40	29 674（44.78）
2020	58 065	50.40	29 846（51.40）
合计	356 748	63.84[c]	130 279（36.52）

注：[a] 2015 年作为基线期；[b] 2017 年开始，全国加强传染病漏报工作质量控制，当年的报告发病率较 2016 年上升；[c] 年均报告发病率；[d] 病原学阳性肺结核患者数构成比的分子为各年度报告的病原性阳性肺结核患者数，分母为各年度报告的肺结核报告发病数。

2. 时间分布

2016—2020 年间报告发病数月序分布趋势基本相似，每年 2 月份呈现肺结核报告发病低谷期，大概 3—6 月份之间出现高峰期，2020 年该高峰一直延续到 7 月，详见图 1-1。根据圆形分布法公式得出，角度离散程度 $r =$ 0.057 4，角离差 $S = 136.960 8°$，通过雷氏检验法，计算 $Z = 1 176.960 0$，$P < 0.05$，平均角有统计学意义，即存在肺结核发病高峰。计算得平均角的 $Y = 0.541 30$，$X = -0.840 85$。根据正弦值为正值、余弦值为负值，推算在第二象限，$\bar{\alpha} = 122.769 5°$，换算成时间为 5 月 4—5 日，即该日期进入发病高峰，发病高峰月份为每年 5 月（表 1-11）。

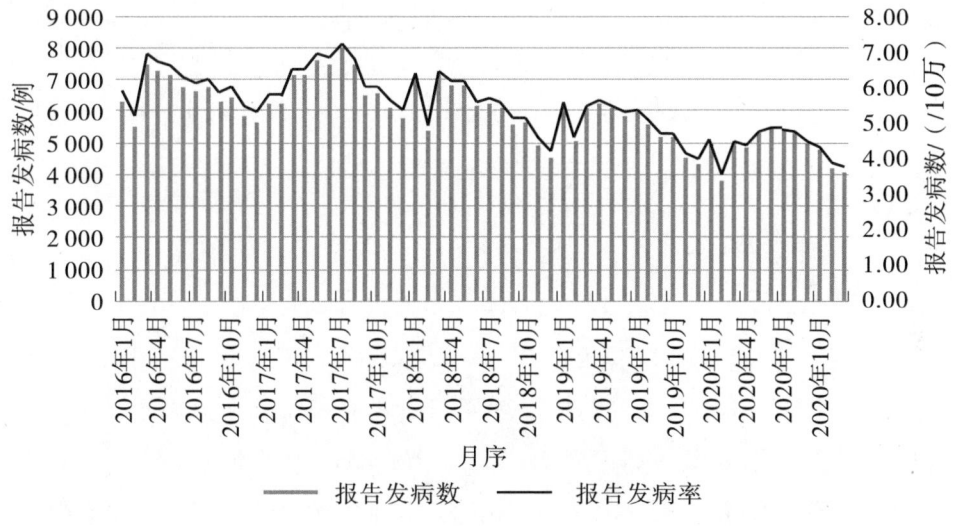

图 1-1 2016—2020 年广东省肺结核报告发病流行变化特征

表 1-11 2016—2020 年广东省肺结核的发病高峰分析

月份	α_i	$\sin \alpha_i$	$\cos \alpha_i$	f_i	Y 值	X 值
1 月	15	0.258 8	0.965 9	30 910	—	—
2 月	45	0.707 1	0.707 1	25 946	—	—
3 月	75	0.965 9	0.258 8	328 39	—	—

续上表

月份	α_i	$\sin \alpha_i$	$\cos \alpha_i$	f_i	Y 值	X 值
4 月	105	0.965 9	-0.258 8	32 289	—	—
5 月	135	0.707 1	-0.707 1	33 026	—	—
6 月	165	0.258 8	-0.965 9	31 667	—	—
7 月	195	-0.258 8	-0.965 9	32 169	—	—
8 月	225	-0.707 1	-0.707 1	31 169	—	—
9 月	255	-0.965 9	-0.258 8	28 457	—	—
10 月	285	-0.965 9	0.258 8	28 511	—	—
11 月	315	-0.707 1	0.707 1	25 521	—	—
12 月	345	-0.258 8	0.965 9	24 244	—	—
合计	—	—	—	356 748	0.541 30	-0.840 85

注：α_i 为组中值，f_i 为发病频率，X 和 Y 分别为和的均值，—为无数据。计算得 $r=0.057\,4$，$S=136.960\,8°$，$Z=1\,176.960\,0$，$\sin \alpha = 0.541\,30$，$\cos \alpha = -0.840\,8\,5$，$\bar{\alpha} = 122.769\,5°$。

3. 地区分布

2016—2020 年广东省 21 个地市中，年均报告发病率居前三位的是江门市（91.47/10 万）、汕头市（87.22/10 万）和汕尾市（87.10/10 万）。全省肺结核疫情分布不均衡，总体呈现粤东西北地区高于珠三角地区。年均报告发病率粤东地区最高，为 72.15/10 万，其次为粤北地区（68.14/10 万）和粤西地区（65.31/10 万），粤中地区最低（60.05/10 万）。动态数列分析结果显示，2016—2020 年广东省 21 个地市（东莞市除外）肺结核报告发病率的平均增长速度均为负数，即报告发病率均呈下降趋势；粤东和粤北地区年均报告发病率的平均增长速度分别为 -10.90% 和 -10.63%，下降速度快过全省平均水平（-8.47%），详见表 1-12、表 1-13。

表 1-12　2016—2020 年广东省分地区肺结核报告发病情况和平均增长速度

地区	肺结核累计报告发病数	肺结核年均报告发病率/(/10 万)	年均报告发病率的平均增长速度/%
粤中	184 779	60.05	-7.15
粤东	62 610	72.15	-10.90
粤西	60 655	65.31	-8.31
粤北	48 704	68.14	-10.63
广东省	356 748	63.84	-8.47

表 1-13　2016—2020 年广东省各地市肺结核报告发病情况和平均增长速度

地市	肺结核累计报告发病数	肺结核年均报告发病率/(/10 万)	年均报告发病率的平均增长速度/%	肺结核报告发病率/(/10 万)				
				2016 年	2017 年	2018 年	2019 年	2020 年
广州市	48 219	66.74	-10.19	81.42	78.94	64.27	58.49	52.96
深圳市	28 826	46.28	-3.64	47.93	55.31	44.38	43.54	41.32
佛山市	18 074	46.81	-9.94	59.48	49.65	44.18	42.68	39.12
东莞市	20 789	49.84	1.03*	48.62	55.34	47.66	46.96	50.65
珠海市	6 002	66.77	-7.71	74.17	71.33	70.58	66.63	53.81
中山市	12 610	76.94	-0.76	70.60	81.73	80.15	83.87	68.49
惠州市	16 521	68.79	-10.96	82.58	84.88	66.67	58.45	51.91
江门市	20 905	91.47	-7.82	92.69	123.13	91.33	83.88	66.91
肇庆市	12 833	62.30	-9.94	76.19	70.09	59.17	56.43	50.13
汕头市	24 424	87.10	-12.73	92.18	117.76	104.19	68.53	53.47
汕尾市	13 121	87.22	-10.08	89.09	104.43	102.06	82.28	58.24

续上表

地市	肺结核累计报告发病数	肺结核年均报告发病率/(/10万)	年均报告发病率的平均增长速度/%	肺结核报告发病率/(/10万)				
				2016年	2017年	2018年	2019年	2020年
揭阳市	16 831	55.30	-9.73	67.85	65.23	53.57	44.91	45.04
潮州市	8 234	62.13	-9.80	66.46	68.48	67.72	64.07	43.99
湛江市	26 939	73.78	-4.86	77.20	72.82	75.25	80.50	63.23
茂名市	17 771	57.08	-9.61	65.57	61.49	63.38	51.97	43.77
阳江市	8 564	67.39	-14.63	86.17	87.96	65.59	52.08	45.78
云浮市	7 381	58.96	-9.66	67.18	71.31	57.16	54.93	44.75
梅州市	12 126	55.53	-11.05	67.68	64.35	54.89	48.51	42.37
河源市	12 637	81.82	-12.64	90.35	102.79	93.14	70.46	52.61
清远市	14 572	75.50	-11.05	94.28	81.85	72.90	69.75	59.01
韶关市	9 369	62.90	-6.74	66.66	71.65	65.22	60.92	50.42

注：*全省21个地市中仅东莞市年均报告发病率的平均增长速度为正，即2016—2020年该地肺结核报告发病率呈上升趋势。

4. 人群特征

性别分布：2016—2020年广东省报告的肺结核患者中男性258 562例，女性98 186例，男女性别比2.63∶1，各年龄组男性患者构成比均高于女性，见图1-2。从报告发病率来看，年均报告发病率男性为88.37/10万，女性为36.86/10万，差异具有统计学意义（$\chi^2=75.193$，$P<0.001$），且各年龄组年均报告发病率男性均高于女性，45—、55—和65—岁年龄组男性年均报告发病率甚至是女性的3～4倍，详见表1-14。

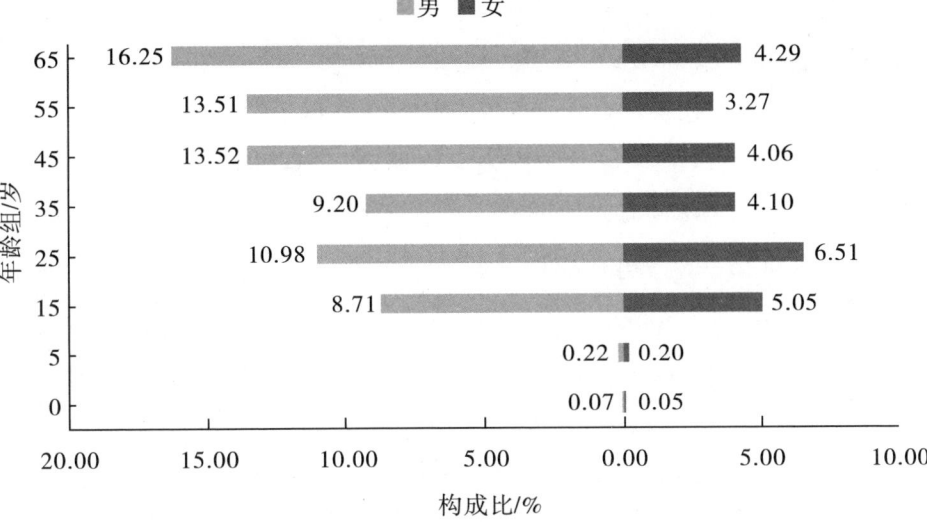

图1-2 2016—2020年广东省累计报告发现的肺结核患者性别年龄构成

表1-14 2016—2020年广东省不同性别年龄组肺结核报告发现情况

年龄组	2016年报告发病数/例		2017年报告发病数/例		2018年报告发病数/例		2019年报告发病数/例		2020年报告发病数/例		年均报告发病率/(/10万)	
	男性	女性	男性	女性	男性	女性	男性	女性	男性	女性	男性	女性
0—	55	37	60	34	40	34	54	39	32	29	1.25	1.09
5—	150	149	144	139	162	121	192	174	149	144	2.75	2.45
15—	7 039	4 129	7 340	4 015	6 185	3 461	5 485	3 233	4 625	2 951	59.38	38.23
25—	8 774	5 031	8 947	5 019	7 658	4 557	7 238	4 427	6 438	4 195	67.53	45.06
35—	7 707	3 264	7 576	3 181	6 248	2 789	5 532	2 689	4 893	2 471	68.27	33.37
45—	10 838	3 191	11 364	3 442	9 895	2 855	8 618	2 744	7 602	2 376	124.63	40.97
55—	10 035	2 466	10 996	2 654	10 319	2 420	9 205	2 177	7 986	1 939	209.95	52.40
65—	11 928	3 127	13 587	3 619	12 384	3 257	11 411	3 043	9 671	2 564	261.83	62.66
合计	56 526	21 394	60 014	22 103	52 891	19 494	47 735	18 526	41 396	16 669	88.37	36.86

(2) 年龄分布：2016—2020 年所有报告发现的肺结核患者中，占比最低的是 0—4 岁组（0.12%）和 5—14 岁组（0.42%），最高为 65 岁及以上组（20.54%）（图 1-3）。5—14 岁年龄组年均报告发病率最低（4.33/10 万），65 岁及以上年龄组年均报告发病率最高（164.54/10 万），随着年龄增大报告发病率总体呈现增长态势。动态数列分析结果显示，2016—2020 年 5—14 岁和 15—24 岁年龄组报告发病率的平均增长速度分别为 0.05% 和 3.60%，即 5—24 岁年龄段人群的报告发病率呈上升趋势；其余年龄组报告发病率的平均增长速度均为负数，即报告发病率呈下降趋势（表 1-15）。

表 1-15 2016—2020 年广东省各年龄组肺结核报告发病情况和平均增长速度

年龄组	报告发病率（/10 万）					年均报告发病率/(/10 万)	报告发病率的平均增长速度/%
	2016 年	2017 年	2018 年	2019 年	2020 年		
0—	7.31	6.74	5.29	6.23	4.34	5.96	-12.22
5—	4.48	3.86	3.83	5.02	4.49	4.33	0.05
15—	49.37	50.93	42.52	56.58	56.87	50.31	3.60
25—	68.4	69.92	60.02	47.7	47.56	58.04	-8.69
35—	60.75	60.35	49.90	46.82	46.74	53.09	-6.34
45—	104.38	112.29	95.58	67.44	67.61	87.92	-10.29
55—	147.68	164.98	152.54	117.19	115.94	138.82	-5.87
65—	180.01	184.42	162.48	148.15	148.18	164.54	-4.75

(3) 职业分布：2016—2020 年报告的肺结核患者中，农民报告发病人数最多，占比达 35.49%（126 617/356 748），其后依次为家务及待业（27.37%，97 651/356 748）、工人（11.35%，40 483/356 748）等，详见图 1-3。

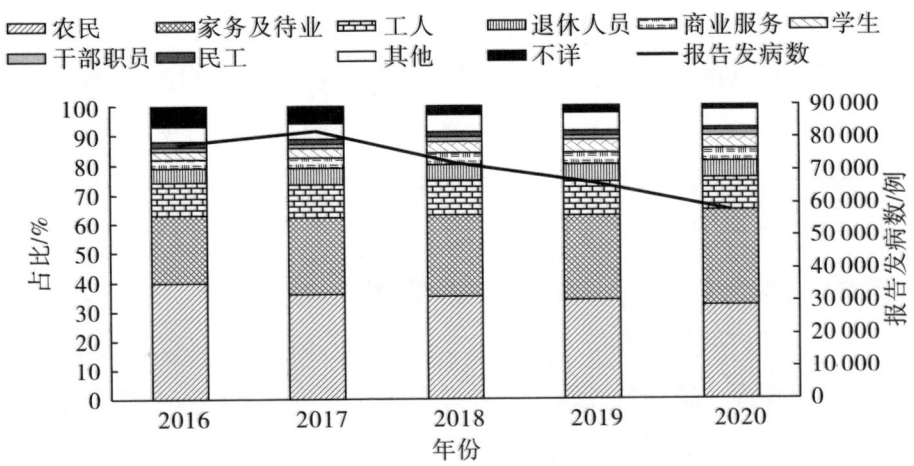

图1-3 2016—2020年广东省报告发现的肺结核患者职业分布情况

（三）讨论

"十三五"期间，广东省肺结核疫情蔓延趋势得到了有效控制，报告发病率从2015年的74.12/10万下降至2020年的50.40/10万，年均递减率达7.42%，高于全国（2.61%）和全球（2%）的年递减率平均水平，为推进《遏制结核病行动计划（2019—2022年）》和"十四五"规划的开局起步奠定了重要的有利基础。然而在新冠病毒感染疫情全球大流行的背景下，结核病防控工作更显艰巨。研究发现，2020年第一季度我国有26.9%的肺结核病患者因交通管制、担心感染新冠病毒等原因而推迟或错过了规定的随访检查，而居家隔离期又可能加大家庭内部肺结核感染的风险。在目前尚无有效疫苗保护易感人群、难以切断传播途径的情况下，发现并治愈结核病患者（即控制传染源）是控制结核病疫情的最有效措施。病原学阳性肺结核患者是主要传染源。2016—2020年，广东省累计报告发现肺结核患者356 748例，其中病原学阳性肺结核患者130 279例，其占比从30.28%提高至51.40%，这得益于全省结核病实验室能力建设的加强和业务水平的提升。"十四五"期间，需要继续加强结核病新诊断技术的推广和应用，提高患者查痰率和阳性检出率，实现关口前移，巩固和发展"早发现、早治疗和规范管理"的结核病防治策略。

流行病学特征分析结果显示,每年2月份是广东省肺结核报告发病低谷期,圆形分布法推测发病高峰时间为5月4—5日,高发月份为每年5月,具有明显周期性和季节性,一年一周期。张正斌等检索了国内外2011—2016年间关于结核病季节分布特征的文献,结果发现绝大部分研究(包括结核病高发和低发国家)均显示结核病呈现明显季节高峰,主要为春节及夏季,本研究结果与之类似。冬季气候寒冷,人们多在室内活动,通风不良、人口密度高、缺少紫外线照射;另外,春节是中国最重要的节日(一般在每年的1月底或2月初),其前后共1个月左右公共交通运输(春运)繁忙,人员拥挤程度是平时的数倍,多重因素导致结核杆菌传播的机会和强度增大,经过数月到半年的潜伏期发病,从而出现春夏季发病高峰。2020年由于受新冠病毒感染疫情影响,该高峰期一直延续到7月份。因此,在发病高峰之前的冬春季传播期,做好结核病宣传教育等防控工作显得尤为重要。从地区来看,全省结核病疫情分布不均衡,粤东西北经济欠发达地区历年肺结核报告发病都高于珠三角经济发达地区;从人群来看,所有的肺结核患者中63%是农民、家务及待业等低收入群体,与广东省第五次结核病流行病学抽样调查结果一致。有研究提出,经济条件落后会给结核杆菌提供传播条件。粤东西北经济欠发达地区往往结核病防治工作总体投入和政策保障等多方面不足,人民生活水平和医疗卫生水平有限,可能成为结核病高发风险区域,但地区间发展差异和人群职业分布对结核病疫情的实际影响有待进一步搜集详细资料予以证实。

2016—2020年广东省报告发现的肺结核患者中,男女性别比2.63∶1,高年龄组报告发病率男性甚至是女性的3～4倍,与国内其他地区研究结果类似。英国一项基于不同性别免疫标志物的研究发现,受激素调节的影响,男性对结核分枝杆菌的免疫应答反应往往不及女性,容易发展为菌阳肺结核患者。另外,男性社交活动相对频繁,与外界接触暴露机会多,以及吸烟、酗酒等不良生活习惯,均可增加结核病患病和死亡的危险性。本研究发现,广东省肺结核报告发病率总体上随年龄增长而升高,65岁及以上年龄组报告发病率高达164.54/10万。2021年的统计数据显示，广东省65岁及以上人口比例达8.58%，人口老龄化进程进一步加快。随着年龄增长，器官功能衰退、细胞免疫功能下降，老年人机体抵抗力降低，多数受糖尿病等各种慢性疾病困扰，常因潜在感染的结核杆菌内燃而发病。"十三五"期间，全省除了5—24岁年龄组人群的报告发病率呈上升趋势，其他年龄组报告发病率均呈下降趋势。5—24岁正处于人生求学阶段，学生学习任务重、压力大、免疫力低下时，容易成为结核病"攻击"的对象，尤其高中生和大学生是高发群体，一旦有人感染结核病，极易引发学校结核病聚集性疫情甚至突发公共卫生事件。作为教育大省，广东约有3.6万所学校，2020年各级各类在校学生总人数超过2 425万人，学校结核病防控工作任务艰巨、责任重大。与此同时，广东省流动人口超过5 000万人，其中20—24岁年龄组所占比例最高。有研究表明外来常住人口每增加1万人，患肺结核的相对危险度（relative risk，RR）值会增加0.6%。流动人口因卫生状况、营养状况差等因素，不仅自身易感染结核病，而且容易成为结核病动态传播的"活跃桥梁"，是导致肺结核报告发病率下降缓慢的重要原因。对于老年人及5—24岁儿童、青少年等的结核病防控重点是要采取行之有效的主动发现策略和措施，实现早诊早治，有效切断传播途径。

综上所述，"十三五"期间，广东省肺结核报告发病率总体呈下降趋势。但5—24岁儿童、青少年报告发病率有上升趋势，老年人报告发病率依旧处于高位，传播风险较高，应强化主动发现策略，开展重点人群主动筛查措施。同时，还需持续关注农民等低收入群体以及粤东西北等经济欠发达地区的结核病综合防控工作，着力做好冬春季节（特别是岁末年初）肺结核等呼吸道传染病的预防控制。

二、2010—2019年广东省结核病疫情研判

（一）流调结果

根据2010年全省第五次结核病流行病学调查结果，全省活动性肺结核患病率230/10万，较2000年、1990年分别下降36.8%和60.4%；涂阳患病率40/10万，较2000年、1990年分别下降66.7%和71.7%，涂阳肺结核患病率平均年递降率10.4%，提前实现了世界卫生组织提出的结核病控制阶段性目标；总耐药率达到22.0%。广东省疫情特点表现为男性患病率高于女性；老年人群患病率高于非老年人群；农村高于城镇；经济欠发达地区高于经济发达地区。回顾2001—2010年广东省结核病防治工作成效，结核病疫情呈明显下降趋势。

然而，由于流动人口多，人口总数较高，广东省依然是全国肺结核病负担较重的省份，居全国首位。每年新登记治疗肺结核病患者约6.5万例，患者总数约占全国的1/13。当前，全省结核病疫情呈现以下特点：一是疫情呈现下降趋势，但患病人数仍多。估算全省现有患者17万，其中传染性肺结核病人3万人。二是疫情存在地区差异，经济欠发达地区高于经济发达地区。三是疫情随年龄呈上升趋势，以老年人疫情为最高。四是新发患者多，发病率高于全国平均水平。五是耐多药患者数较多，估计全省每年将产生耐药患者约6 500例，其中耐多药患者约2 000例。

（二）监测结果

2010—2019全省肺结核疫情监测报告显示，广东省活动性结核病的报告发病率和报告发病人数呈下降趋势，报告发病率的年均递降率为6.10%。在活动性肺结核总体人群中的病原学阳性肺结核报告发病率和报告发病人数呈先下降后上升的趋势，2010—2017年报告发病率的年均递降率为9.45%，2017—2019年的年均递升率为16.71%。见图1-4。从近10年的

报告发病率来看,"十二五"中前期与"十三五"中后期是疫情发生明显好转的时期。"十三五"期间,在活动性肺结核报告发病率稳步下降的态势下,其中病原学阳性肺结核报告发病率出现缓慢上升趋势。理论上病原学阳性依据是活动性肺结核诊断"金指标",病原学阳性率上升体现了诊断准确性的提高(发病率与阳性率曲线汇合的趋势)。

从2019年疫情监测报表显示:全省报告病人数66 261例、报告发病率58.4/10万(全国报告发病率55.6/10万)、登记肺结核病人53 249例、登记率46.9/10万、病原体阳性率52.0%、总体到位率89.6%、成功治疗率93.3%、耐多药可疑者筛查率90.6%、耐多药纳入治疗率53.8%。各项工作质量核心指标逐年好转,尤其是反映疫情控制水平的报告发病率指标接近"十三五"规划要求的58/10万。

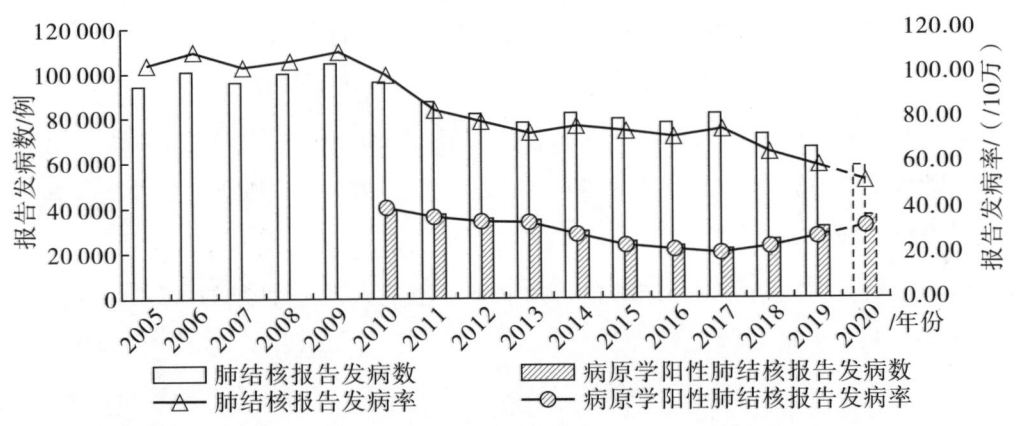

注:数据来自广东省结核病网络直报系统;2010—2017年病原学阳性肺结核仅含涂阳病例,2018年、2019年病原学阳性肺结核包含涂阳、仅培阳及利福平耐药病例。

图1-4 2010—2019年广东省结核病报告发病趋势图

1. 肺结核报告发病率和发病人数的发展趋势

如图1-5所示,大致可以分为三个阶段:第一阶段2010—2013年,为下降阶段,报告发病率和发病数分别从99.51/10万、95 911例下降至73.16/10万、77 509例;第二阶段2013—2017年,为低幅度上下波动阶段，报告发病率和发病数分别围绕 74.07/10 万、79 706 例低幅上下波动；第三阶段从 2017 年到 2019 年，为下降阶段，报告发病率和发病数分别从 74.66/10 万、82 117 例降至 58.40/10 万、66 261 例。

2. 病原学阳性肺结核报告发病率和发病人数的发展趋势

如图 1-5，大致可分为三个阶段：第一阶段从 2010 年到 2013 年，为微降阶段，报告发病率和发病数分别从 39.88/10 万、38 434 例降至 33.78/10 万、34 729 例；第二阶段从 2013 年到 2017 年，为缓降阶段，报告发病率和发病数分别从 33.78/10 万、34 729 例降至 19.91/10 万、21 900 例；第三阶段从 2017 年到 2019 年，为缓升阶段，报告发病率和发病数分别从 19.91/10 万、21 900 例上升至 27.12/10 万、30 773 例。

3. "十三五"规划疫情控制效果研判

2020 年是"十三五"规划收官之年。这一年全省的肺结核报告发病率结果决定着"十三五"规划目标是否完成。经统计，2017—2019 年期间，肺结核报告发病率年均递降率为 11.56%，病原学阳性肺结核报告发病率年均递升率为 16.71%，以 2018 年常住人口数 113 460 026 人（2019 年人口统计数据未发布）作为 2020 年预测人口数，预测 2020 年的肺结核报告发病率和发病人数分别为 51.65/10 万（国家"十三五"规划目标 58/10 万）和 58 602 例、病原学阳性肺结核报告发病率和发病人数分别为 31.65/10 万和 35 910 人（见图 1-4）。

第二章

广东省 1999—2021 年结核病疫情监测结果

上一章介绍了广东省结核病2010—2020年流行病学调查的疫情状况，对结核病发病情况进行了描述和分析，提出了疫情研判，为全省结核病防治政策的制定提供科学依据。本章将进一步对结核病报告、登记、监测系统的数据进行分析，主要对2022年结核病的发现工作及其质量问题进行分析。

目前，国家结核病监测疫情是用报告发病率来近似地反映各省疫情的变化。广东省1999—2021年结核病疫情监测结果显示，全省结核病定点医疗机构登记管治的肺结核患者数呈现逐年下降趋势；2005—2021年全省肺结核报告死亡率总体呈下降态势。但是，广东省结核病报告发病数一直居于全国首位，报告发病率居于全国较前位置，全省的结核病疫情的严峻形势不容忽视。尽管广东省近年不断加强防治工作质量建设，但省内各地结核病的发现工作仍不同程度地受到了新冠疫情的影响，报告发病率的下降幅度过大。目前，在规划管理上，我们建议应加强结核病的发现力度；报告发病率的指标管理导向应引导防治机构强化病人发现管理工作。结核病监测的核心指标如病人登记率、总体到位率、病原阳性率、耐药筛查率（病原阳性人群和高危人群）、成功治疗率等，在不同的环节和阶段对结核病的疫情防治发挥"面上管理"的合力促进和质控管理作用，防治成效亦随之推进并达标。

当前，广东省在局部地区、特殊问题、高危人群、聚集场所等方面，防治工作仍存在不少具体问题有待进一步整改，尤其是耐多药结核病的防治工作，是一个长期的"老大难"问题，其中患者医疗费用保障是关键环节。随着医防合作、医防融合管理策略的实施，本省结核病的医疗机构、防治机构的技术力量正在结合、整合、融合；防治工作质量建设和控制得到空前重视，一些堵点、难点、痛点问题有望在未来不久得到有效破解。

第一节 报告发病率和发病率的概念

一、肺结核报告发病率

定义：指在一定期间内，某一地区，所有医疗卫生机构报告的肺结核患者数占该地区人口的比例。

公式：肺结核报告发病率 =

$$\frac{\text{某时期内所有医疗卫生机构报告的肺结核患者数}}{\text{同时期内该地区年平均人口数}} \times 100\,000/10\,\text{万}$$

指标评价：该指标能够反映国家、省（自治区、直辖市）、地（市）、县（区）在某一时段发现新发肺结核病例的数量，能够评价肺结核对人群的健康影响。同时，也反映一个地区医疗卫生机构诊断和报告肺结核患者的水平。如某地区报告发病率上升时，需慎重分析是疫情水平确有上升，还是仅是报告水平上升；反之某地区报告发病率下降时，可能是疫情水平下降，也可能是报告水平下降。当监测信息报告系统很完善时，报告发病率可以代表发病率。

资料来源：常规监测

收集频度：每年

适用级别：国家、省（自治区、直辖市）、地（市）、县（区）

二、肺结核发病率

定义：指在一定期间内、一定人群中，肺结核新发生的病例出现的频率。该指标不易获得，通常使用肺结核在大疫情系统中的漏报率和在结核病专报系统中的漏登率来进行估算。

公式：肺结核发病率 = $\dfrac{某时期内某人群中肺结核新病例人数}{同时期内人口数} \times 100\,000/10\,万$

算法1：

估算肺结核病报告发病率 =

$\dfrac{某时期内大疫情系统中肺结核估算肺结核报告发病率}{1-同时期内肺结核漏报率} \times 100\,000/10\,万$

肺结核漏报率 = $\dfrac{某时期内未报告的肺结核病例数}{同时期内诊断的肺结核病例数} \times 100\%$

算法2：

估算肺结核发病率 = $\dfrac{某时期内肺结核新登记率}{1-同时期内肺结核漏登率} \times 100\,000/10\,万$

肺结核漏登率 = $\dfrac{某时期内未登记的肺结核病例数}{同时期内诊断的肺结核病例数} \times 100\%$

指标评价：该指标是描述肺结核发病频率的一项测量指标，能够反映肺结核对人群健康的影响。发病率高说明肺结核对人群健康影响大，发病率低说明肺结核对人群健康影响较小。

资料来源：专题调查

收集频度：不定期

适用级别：国家、省（自治区、直辖市）、地（市）、县（区）

第二节　结核病监测报告与死亡监测

广东省是我国经济和人口大省,人口基数大,流动人口多,是全国结核病负担最重的省份之一,面临耐多药结核病、流动人口结核病、TB/HIV双重感染三大挑战,长期以来广东省结核病报告发病数居全国首位、报告发病率居全国较前位置,结核病疫情依然严峻。据2010年流调结果估算,全省有活动性肺结核病例17.1万,其中涂阳肺结核病例3.0万,菌阳肺结核4.6万,病例数仍然较多。2021年,广东省肺结核报告发病数为58 738例,居全国首位,占全国的9.2%;报告发病率为46.61/10万,位居全国第14位。

一、肺结核报告发病及死亡概况

我国从2005年起正式实施法定管理传染病疫情网络直告,由传染病监测系统数据统计,广东省2005—2021年肺结核累计报告发病1 393 770例,年平均报告发病率为78.46/10万;男性1 008 571例,占72.36%,女性385 199例,占27.64%,男女比为2.62∶1。广东省2005—2021年肺结核累计报告死亡2 432例,年平均报告死亡率为0.14/10万。

广东省2005—2021年肺结核报告发病率总体呈先上升后下降趋势,2009年报告发病率最高,为109.70/10万,2021年报告发病率最低,为46.61/10万;广东省2005—2021年肺结核报告死亡率总体呈下降态势,2005年报告死亡率最高,为0.22/10万,2021年报告死亡率最低,为0.07/10万(表2-1、图2-1、图2-2)。

表 2-1 广东省 2005—2021 年肺结核报告发病、死亡情况

年份	人口数	总报告发病数/例	总报告发病率/(/10 万)	总报告死亡数/例	总报告死亡率/(/10 万)
2005	91 299 197	87 753	96.12	202	0.22
2006	91 940 117	87 546	95.22	188	0.20
2007	93 040 103	95 361	102.49	213	0.23
2008	94 490 076	99 596	105.40	183	0.19
2009	95 439 988	104 702	109.70	192	0.20
2010	96 379 944	95 911	99.51	178	0.18
2011	104 303 083	86 913	83.33	174	0.17
2012	10 509 9361	82 010	78.03	134	0.13
2013	105 940 011	77 509	73.16	97	0.09
2014	106 440 000	81 498	76.57	109	0.10
2015	107 240 006	79 485	74.12	102	0.10
2016	108 490 300	77 920	71.82	95	0.09
2017	109 989 797	82 117	74.66	112	0.10
2018	111 689 993	72 385	64.81	136	0.12
2019	113 460 026	66 261	58.40	138	0.12
2020	115 206 145	58 065	50.40	88	0.08
2021	126 012 473	58 738	46.61	91	0.07

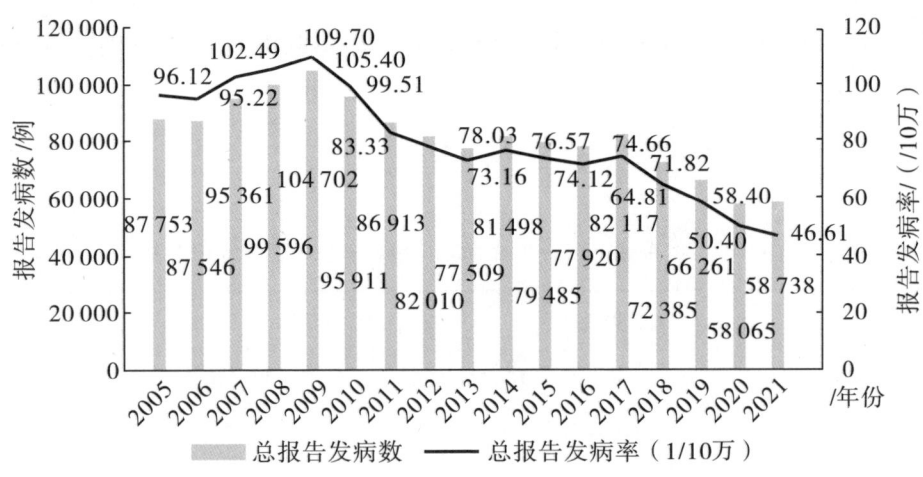

图 2-1 广东省 2005—2021 年肺结核报告发病情况

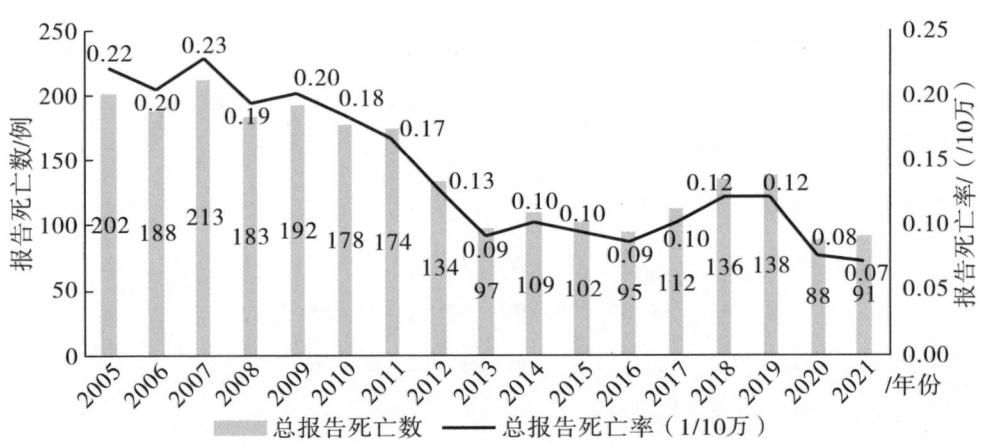

图 2-2 广东省 2005—2021 年肺结核报告死亡情况

二、不同性别、年龄、职业类别人群肺结核发病情况

广东省 2005—2021 年肺结核报告发病数按性别统计，男性年均报告发病率为 108.97/10 万，高于女性的 45.27/10 万，各年度男性发病率均高于女性发病率，2008 年男女报告发病率之比最高（2.59∶1），2021 年男女报

告发病率之比最低（2.22∶1）。男、女发病率随时间变化的趋势一致，总体上均呈先上升后下降态势，均在 2009 年达到最高峰，分别为男性 154.87/10 万，女性 62.34/10 万；男、女发病率均在 2021 年最低，分别为 62.78/10 万、28.33/10 万（表 2-2、图 2-3）。

表 2-2 广东省 2005—2021 年不同性别肺结核报告发病情况

年份	男性			女性		
	人口数	报告发病数/例	报告发病率/(/10 万)	人口数	报告发病数/例	报告发病率/(/10 万)
2005	46 747 198	63 869	136.63	44 551 999	23 884	53.61
2006	46 562 018	63 355	136.07	45 378 099	24191	53.31
2007	47 633 438	69 540	145.99	45 406 665	25821	56.87
2008	48 370 951	72 830	150.57	46 119 125	26 766	58.04
2009	48 850 689	75 656	154.87	46 589 299	29 046	62.34
2010	49 314 585	68 967	139.85	47 065 359	26 944	57.25
2011	54 396 879	62 986	115.79	49 906 204	23 927	47.94
2012	54 812 416	59 191	107.99	50 286 945	22 819	45.38
2013	55 745 610	55 352	99.29	50 194 401	22 157	44.14
2014	55 487 200	58 749	105.88	50 952 800	22 749	44.65
2015	58 187 544	57 529	98.87	49 052 462	21 956	44.76
2016	56 729 550	56 526	99.64	51 760 750	21 394	41.33
2017	57 772 556	60 014	103.88	52 217 241	22 103	42.33
2018	58 626 091	52 891	90.22	53 063 902	19 494	36.74
2019	59 205 174	47 735	80.63	54 254 852	18 526	34.15
2020	60 220 510	41 396	68.74	54 985 635	16 669	30.32
2021	66 873 645	41 985	62.78	59 138 828	16 753	28.33
合计	925 536 054	1 008 571	108.97	850 924 566	385 199	45.27

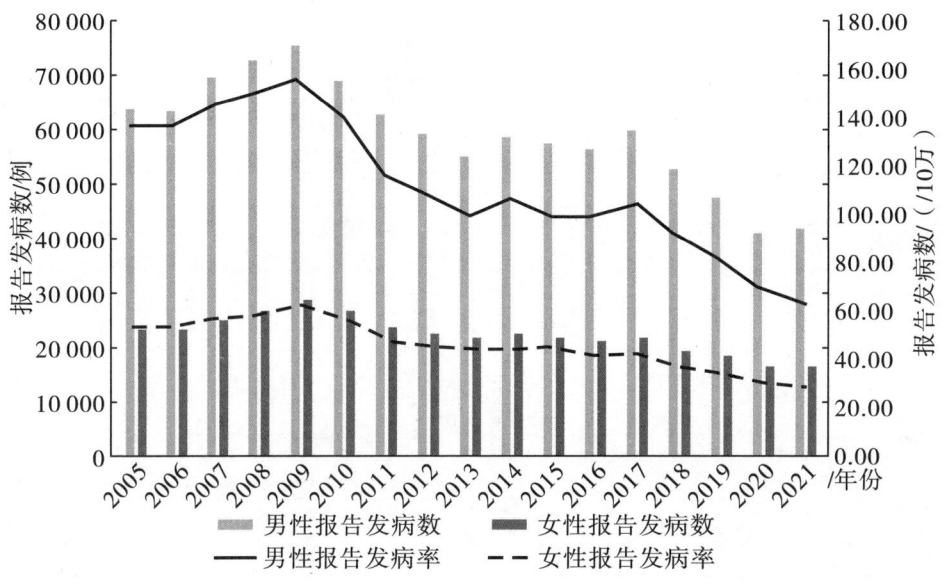

图2-3 广东省2005—2021年不同性别肺结核报告发病情况

广东省2005—2021年肺结核报告发病数按发病年龄统计，20—24岁年龄组病例数最多（153 107例，占报告病例数的10.99%），其次分别为25—29岁年龄组（145 216例，占报告病例数的10.42%）和30—34岁年龄组（118 124例，占报告病例数的8.48%）；发病率最高则为75—79岁年龄组（222.18/10万），其次为70—74岁年龄组（214.65/10万）和80—84岁年龄组（209.24/10万）（表2-3）。

广东省结核病流行及防控模式研究报告

表2-3 广东省2005—2021年肺结核报告病例年龄构成情况

年龄组	2005 报告发病数/例	2005 构成比/%	2005 报告发病率/(/10万)	2006 报告发病数/例	2006 构成比/%	2006 报告发病率/(/10万)	2007 报告发病数/例	2007 构成比/%	2007 报告发病率/(/10万)	2008 报告发病数/例	2008 构成比/%	2008 报告发病率/(/10万)	2009 报告发病数/例	2009 构成比/%	2009 报告发病率/(/10万)	2010 报告发病数/例	2010 构成比/%	2010 报告发病率/(/10万)
0—	302	0.34	6.39	193	0.22	4.11	183	0.19	3.81	175	0.18	3.51	223	0.21	4.33	164	0.17	3.04
5—	234	0.27	3.30	155	0.18	2.37	142	0.15	2.34	97	0.10	1.69	98	0.09	1.78	88	0.09	1.57
10—	439	0.50	3.49	340	0.39	2.74	313	0.33	2.54	367	0.37	3.03	352	0.34	3.01	354	0.37	3.20
15—	4 227	4.82	43.00	4 524	5.17	44.23	4 922	5.16	47.31	5 228	5.25	49.67	5 329	5.09	50.04	5 387	5.62	50.90
20—	10 601	12.08	168.61	11 045	12.62	165.01	11 255	11.80	157.62	11 731	11.78	154.78	12 757	12.18	162.25	12 125	12.64	148.76
25—	9 648	10.99	213.64	10 020	11.45	221.98	10 653	11.17	225.41	10 594	10.64	203.45	11 564	11.04	206.69	10 412	10.86	173.15
30—	9 263	10.56	155.61	9 064	10.35	161.43	8 853	9.28	166.47	8 508	8.54	171.37	8 856	8.46	190.17	8 030	8.37	176.96
35—	7 518	8.57	124.64	7 769	8.87	127.83	8 655	9.08	141.16	8 595	8.63	137.03	9 343	8.92	152.35	8 230	8.58	136.19
40—	6 527	7.44	123.15	6 846	7.82	117.40	7 443	7.81	117.21	7 842	7.87	124.84	8 329	7.95	132.15	7 913	8.25	125.20
45—	5 142	5.86	104.20	4 738	5.41	100.19	5 625	5.90	123.77	6 302	6.33	132.41	7 206	6.88	140.39	7 230	7.54	130.99
50—	6 073	6.92	69.13	6 233	7.12	69.17	7 062	7.41	76.24	7 431	7.46	77.56	7 312	6.98	74.81	6 406	6.68	66.15
55—	5 192	5.92	82.77	4 949	5.65	76.16	5 909	6.20	87.79	6 705	6.73	95.14	7 099	6.78	96.90	6 552	6.83	86.75
60—	4 846	5.52	163.85	4 663	5.33	155.72	5 328	5.59	173.65	5 939	5.96	186.21	6 082	5.81	181.15	5621	5.86	157.25
65—	5 442	6.20	242.28	5 094	5.82	227.84	5 349	5.61	243.06	5 316	5.34	242.98	5 476	5.23	253.19	4 813	5.02	218.63
70—	5 739	6.54	327.40	5 505	6.29	309.69	5 944	6.23	323.97	6 242	6.27	333.47	5 855	5.59	310.85	5 100	5.32	274.18
75—	3 985	4.54	339.95	3 796	4.34	315.99	4 369	4.58	355.47	4 832	4.85	385.50	4 962	4.74	381.54	4 245	4.43	317.37
80—	1 848	2.11	309.37	1 866	2.13	295.01	2 430	2.55	374.74	2 629	2.64	383.93	2 674	2.55	370.80	2 264	2.36	312.00
85—	723	0.82	276.79	746	0.85	295.82	925	0.97	378.13	1 062	1.07	441.83	1 184	1.13	502.22	976	1.02	415.57

续上表

年龄组	2011			2012			2013			2014			2015			2016		
	报告发病数/例	构成比/%	报告发病率/(/10万)	报告发病数/例	构成比/%	报告发病率/(/10万)	报告发病数/例	构成比/%	报告发病率/(/10万)	报告发病数/例	构成比/%	报告发病率/(/10万)	报告发病数/例	构成比/%	报告发病率/(/10万)	报告发病数/例	构成比/%	报告发病率/(/10万)
0—	129	0.15	2.67	122	0.15	1.98	111	0.14	1.83	121	0.15	1.91	114	0.14	1.78	92	0.12	1.44
5—	57	0.07	1.24	70	0.09	1.29	64	0.08	1.23	50	0.06	0.95	75	0.09	1.41	68	0.09	1.27
10—	257	0.30	3.12	256	0.31	3.82	272	0.35	4.66	236	0.29	4.26	234	0.29	4.16	231	0.30	4.10
15—	5 025	5.78	40.40	4 553	5.55	45.22	4 327	5.58	43.32	4 297	5.27	45.08	3 840	4.83	39.96	3 616	4.64	37.68
20—	11 088	12.76	123.83	9 806	11.96	84.20	8 983	11.59	70.23	8 654	10.62	67.02	7 723	9.72	59.77	7 552	9.69	58.00
25—	9 511	10.94	143.44	8 677	10.58	82.60	8 136	10.50	69.75	8 356	10.25	71.06	8 061	10.14	68.19	7 757	9.96	65.23
30—	7 174	8.25	141.99	6 983	8.51	87.36	6 273	8.09	77.79	6 533	8.02	79.99	5 961	7.50	72.25	6 048	7.76	72.95
35—	7 232	8.32	108.01	6 444	7.86	71.69	5 417	6.99	59.24	5 708	7.00	63.22	5 248	6.60	57.47	4 994	6.41	54.45
40—	7 576	8.72	108.53	6 884	8.39	78.55	6 509	8.40	73.65	6 756	8.29	76.87	6 429	8.09	72.53	5 977	7.67	67.24
45—	7 199	8.28	116.52	6 731	8.21	87.05	6 404	8.26	78.79	7 130	8.75	86.83	6 889	8.67	83.22	6 839	8.78	82.60
50—	5 553	6.39	43.69	5 358	6.53	103.95	5 497	7.09	112.25	6 347	7.79	123.69	6 866	8.64	132.73	7 190	9.23	139.34
55—	6 420	7.39	65.89	6 370	7.77	130.99	6 402	8.26	133.24	6 808	8.35	139.30	6 519	8.20	132.44	6 010	7.71	122.40
60—	5 227	6.01	123.51	5 441	6.63	158.30	5 501	7.10	160.71	6 126	7.52	172.29	6 514	8.20	182.50	6 491	8.33	182.60
65—	4 222	4.86	173.93	4 142	5.05	179.75	4 125	5.32	192.75	4 533	5.56	206.14	4 914	6.18	222.64	5 136	6.59	204.34
70—	4 163	4.79	202.26	4 040	4.93	198.71	3 614	4.66	193.84	3 652	4.48	195.66	3 814	4.80	203.01	3 790	4.86	177.11
75—	3 383	3.89	228.05	3 353	4.09	203.74	3 160	4.08	202.15	3 305	4.06	207.32	3 284	4.13	205.61	3 065	3.93	168.01
80—	1 897	2.18	235.56	1 877	2.29	189.89	1 824	2.35	194.23	1 973	2.42	193.05	2 017	2.54	198.16	2 051	2.63	176.08
85—	800	0.92	307.42	903	1.10	141.48	890	1.15	152.76	913	1.12	143.98	983	1.24	156.82	1013	1.30	140.48

续上表

年龄组	2017 报告发病数/例	2017 构成比/%	2017 报告发病率/(/10万)	2018 报告发病数/例	2018 构成比/%	2018 报告发病率/(/10万)	2019 报告发病数/例	2019 构成比/%	2019 报告发病率/(/10万)	2020 报告发病数/例	2020 构成比/%	2020 报告发病率/(/10万)	2021 报告发病数/例	2021 构成比/%	2021 报告发病率/(/10万)	总计 报告发病数/例	总计 构成比/%	总计 报告发病率/(/10万)
0—	94	0.11	1.34	74	0.10	1.05	93	0.14	1.23	61	0.11	0.87	53	0.09	0.66	2304	0.17	2.25
5—	68	0.08	1.16	65	0.09	1.10	86	0.13	1.42	47	0.08	0.79	52	0.09	0.64	1516	0.11	1.52
10—	215	0.26	3.47	218	0.30	3.50	280	0.42	4.61	246	0.42	4.29	231	0.39	3.05	4841	0.35	3.42
15—	3 520	4.29	37.43	3 147	4.35	33.02	2 827	4.27	41.42	2 386	4.11	34.15	2 147	3.66	31.99	69 302	4.97	42.54
20—	7 835	9.54	60.77	6 499	8.98	49.39	5 891	8.89	68.65	5 190	8.94	63.38	4 372	7.44	52.25	153 107	10.99	91.60
25—	7 867	9.58	66.88	6 819	9.42	56.87	6 379	9.63	52.49	5 661	9.75	52.27	5 101	8.68	48.70	145 216	10.42	95.50
30—	6 099	7.43	74.28	5 396	7.45	64.54	5 286	7.98	42.96	4 972	8.56	36.59	4 825	8.21	31.38	118 124	8.48	87.69
35—	5 197	6.33	57.33	4 550	6.29	49.36	4 191	6.32	45.38	3 943	6.79	40.04	3 830	6.52	35.45	106 864	7.67	77.99
40—	5 560	6.77	63.49	4 487	6.20	50.47	4 030	6.08	48.42	3 421	5.89	40.08	3 575	6.09	38.67	106 104	7.61	80.83
45—	7 169	8.73	88.14	6 083	8.40	73.85	5 446	8.22	60.33	4 674	8.05	50.65	4 645	7.91	49.76	105 452	7.57	87.59
50—	7 637	9.30	151.17	6 667	9.21	130.66	5 916	8.93	75.65	5 304	9.13	63.28	5 474	9.32	59.77	108 326	7.77	83.43
55—	6 292	7.66	131.07	5 834	8.06	120.39	5 394	8.14	103.65	5 137	8.85	83.18	6 014	10.24	83.19	103 606	7.43	99.80
60—	7 358	8.96	211.84	6 905	9.54	196.99	5 988	9.04	132.83	4 788	8.25	109.17	4 846	8.25	101.98	97 664	7.01	158.70
65—	5 931	7.22	211.40	5 536	7.65	191.04	5 123	7.73	143.87	4 500	7.75	119.19	5 042	8.58	130.80	84 694	6.08	192.83
70—	4 127	5.03	172.78	3 857	5.33	156.39	3 637	5.49	153.00	3 274	5.64	125.88	3 540	6.03	131.01	75 893	5.45	214.65
75—	3 466	4.22	170.33	3 000	4.14	142.97	2 665	4.02	154.04	2 156	3.71	119.44	2 378	4.05	127.43	59 404	4.26	222.18
80—	2 422	2.95	186.58	2 126	2.94	158.96	1 877	2.83	141.00	1 433	2.47	109.94	1 626	2.77	113.67	34 834	2.50	209.24
85—	1 260	1.53	156.94	1 122	1.55	135.75	1 152	1.74	152.18	872	1.50	99.64	987	1.68	102.85	16 511	1.18	180.38

注：2005年有4例病例年龄不详，2007年、2008年、2009年、2010年各有1例病例年龄不详，未纳入统计。

广东省2005—2021年肺结核报告发病数按职业类别统计,农民居多(542 621例,占报告病例数的38.93%),其后为工人(250 625例,占报告病例数的17.98%)、家政、家务及待业(240 579例,占报告病例数的17.26%)等,详见图2-4、表2-4。

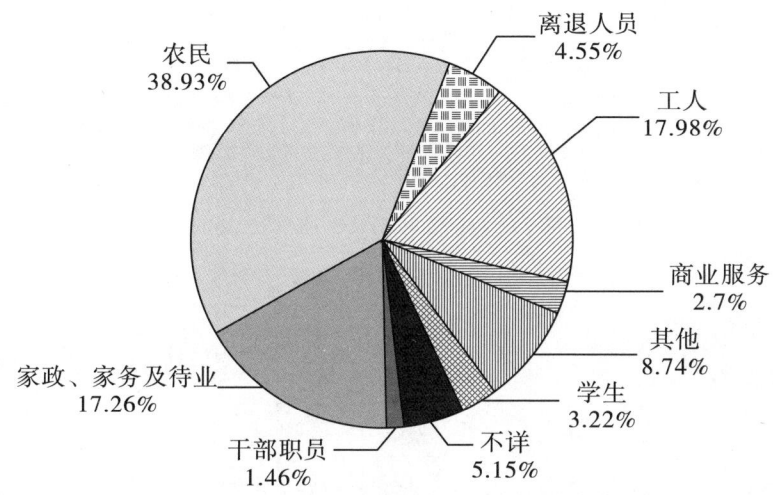

图2-4 广东省2005—2021年肺结核病例的职业构成情况

表2-4 广东省2005—2021年肺结核报告病例的职业构成情况

单位:例

职业	年份								
	2005	2006	2007	2008	2009	2010	2011	2012	2013
农民	38 179	37 574	41 054	41 895	41 180	36 433	33 471	31 066	31 268
工人	18 236	19 226	21 416	22 456	25 979	25 373	17 660	14 900	12 119
家政、家务及待业	7 507	7 104	8 288	8 968	9 633	8 908	10 424	11 098	13 835
其他	9 695	9 047	10 174	10 386	11 756	10 386	12 147	12 330	5 143
不详	4 319	4 312	3 896	5 034	5 242	5 018	4 693	4 760	6 511
离退休人员	3 776	4 078	4 266	4 546	4 189	3 617	3 278	3 161	3 350

续上表

职业	年份								
	2005	2006	2007	2008	2009	2010	2011	2012	2013
学生	2 995	2 962	3 062	3 198	3 436	3 156	2547	2 232	2 197
商业服务	1 489	1 672	1 692	1 650	2 057	1 910	1 923	1 723	2 291
干部职员	1 557	1 571	1 513	1 463	1 230	1 110	770	740	795

职业	年份							总计
	2014	2015	2016	2017	2018	2019	2020	2021	
农民	33 209	32 785	30 911	29 476	25 356	22 361	18 513	17 890	542 621
工人	10 558	10 374	10 129	10 765	9 438	8 575	7 026	6 395	250 625
家政、家务及待业	18 631	17 552	18 079	21 352	20 229	19 007	18 984	20 980	240 579
其他	3 651	4 085	3 915	4 354	4 053	4 166	3 456	3 120	121 864
不详	6 181	5 631	5 498	4 760	2 393	1 644	947	908	71 747
离退休人员	3 569	3 538	3 692	4 398	3 901	3 726	3 085	3 278	63 448
学生	2 145	2 041	2 117	2 485	2 746	2 775	2 437	2 376	44 907
商业服务	2 406	2 349	2 376	3 105	2 881	2 841	2 550	2 704	37 619
干部职员	1 148	1 130	1 203	1 422	1 388	1 166	1 067	1 087	20 360

（一）不同季节肺结核报告发病情况

广东省2005—2021年按发病月份统计，总体上肺结核报告发病率呈先上升再下降的趋势，第一、第四季度报告发病率相对较低。2005—2021年，广东省1月平均报告发病率为9.56/10万，2月为8.29/10万，3月平均报告发病率大幅提高，并在4月达到峰值，为10.56/10万，而后的月份平均报告发病率逐月下降，12月最低，为6.66/10万（图2-5）。

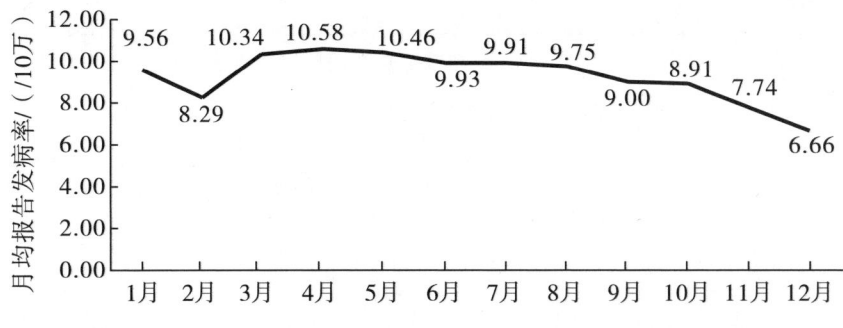

图2-5 广东省2005—2021年不同月份肺结核平均报告发病率

其中,4月报告发病最多(132 714例,占报告病例数的9.52%),其次为5月(131 198例,占报告病例数的9.41%),再次为3月(129 691例,占报告病例数的9.31%),发病最少的是12月份(83 459例,占报告病例数的5.99%)(表2-5)。

表2-5 广东省2005—2021年肺结核报告病例发病季节构成情况

月份	肺结核报告发病数/例								
	2005年	2006年	2007年	2008年	2009年	2010年	2011年	2012年	2013年
1	6 971	7 639	9 276	8 985	8 046	8 291	7 305	6 568	6 575
2	5 403	7 221	6 875	8 168	7 757	6 901	6 825	7 309	5 716
3	8 033	7 796	8 906	9 842	9 311	9 464	8 323	8 128	7 077
4	8 872	8 549	9 121	9 805	10 287	9 268	8 372	8 199	7 490
5	8 489	8 482	9 159	9 663	9 515	9 164	8 350	8 058	7 383
6	7 677	8 291	8 832	8 809	9 228	8 503	7 700	7 154	6 845
7	7 535	7 892	8 693	9 213	9 748	8 255	7 503	6 751	6 842
8	7 934	7 828	8 462	8 754	9 690	8 619	7 568	6 735	6 770
9	7 268	7 466	7 751	8 024	8 558	7 758	6 945	6 426	6 345
10	7 349	7 204	7 607	7 827	8 494	7 359	6 898	6 597	6 165
11	6 951	5 614	6 332	6 104	7 342	6 626	6 068	5 323	5 355
12	5 271	3 564	4 347	4 402	6 726	5 703	5 056	4 762	4 946

续上表

月份	肺结核报告发病数/例								
	2014 年	2015 年	2016 年	2017 年	2018 年	2019 年	2020 年	2021 年	总计
1	7 435	6 774	6 296	6 255	7 123	6 237	4 999	5 157	119 932
2	6 156	5 558	5 512	6 211	5 358	5 050	3 815	4 123	103 958
3	7 309	7 249	7 503	7 117	7 153	6 074	4 992	5 414	129 691
4	7 422	7 716	7 259	7 116	6 809	6 251	4 854	5 324	132 714
5	7 248	7 443	7 137	7 606	6 845	6 108	5 330	5 218	131 198
6	7 364	7 615	6 776	7 489	6 145	5 852	5 405	4 895	124 580
7	7 380	7 093	6 588	7 976	6 234	5 974	5 397	5 208	124 282
8	6 941	6 592	6 727	7 455	6 116	5 596	5 275	5 160	122 222
9	6 454	6 376	6 260	6 507	5 560	5 165	4 965	5 006	112 834
10	6 822	6 284	6 447	6 559	5 618	5 140	4 747	4 664	111 781
11	5 606	5 798	5 798	6 062	4 940	4 501	4 220	4 479	97 119
12	5 361	4 987	5 617	5 764	4 484	4 313	4 066	4 090	83 459

（二）不同地区肺结核发病情况

广东省 2005—2021 年肺结核报告发病数最多的地区为广州市（204 911 例，占报告病例数的 14.70%），其次为深圳市（92 878 例，占报告病例数的 6.66%），再次为湛江市（88 497 例，占报告发病数的 6.35%）；发病数最少的地区为珠海市（20 473 例，占报告病例数的 1.47%）；另有地址不详 378 例，占报告发病数的 0.03%。广东省 2005—2021 年肺结核年平均报告发病率最高的地区为河源市（108.11/10 万），最低的地区为东莞市（52.72/10 万），见图 2-6、表 2-6。

第二章 广东省1999—2021年结核病疫情监测结果

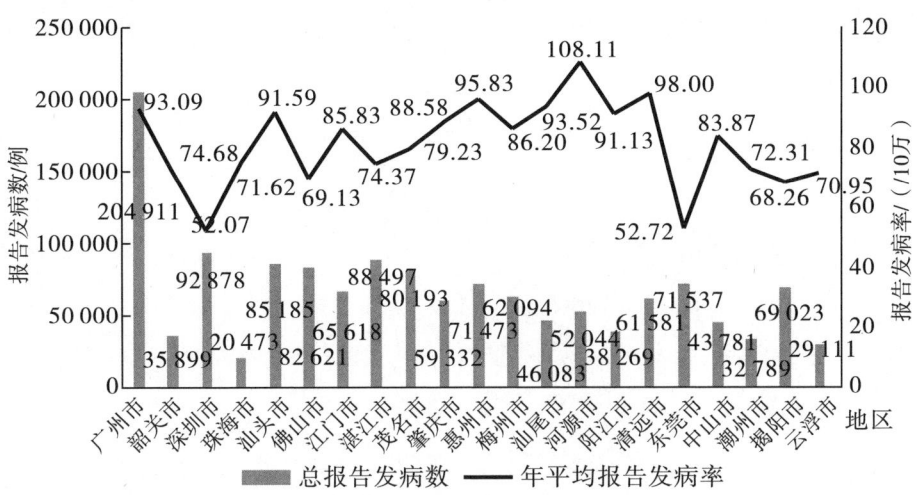

图 2-6 广东省2005—2021年肺结核总报告发病数及年平均报告发病率

表 2-6 广东省2005—2021年肺结核报告发病地区构成情况

地区	肺结核报告发病数/例								
	2005年	2006年	2007年	2008年	2009年	2010年	2011年	2012年	2013年
广州市	14 590	14 081	16 819	16 021	15 966	13 238	12 174	11 603	11 506
韶关市	3 053	2 828	2 704	2 890	2 247	1 833	1 938	1 834	1 837
深圳市	4 640	4 490	4 615	5 862	6 852	6 486	5 552	4 967	4 518
珠海市	875	1 073	1 309	1 161	1 337	1 437	1 312	1 267	1 135
汕头市	4 439	4 756	5 550	5 641	6 336	5 937	5 034	4 374	4 110
佛山市	5 908	5 004	5 509	5 107	5 715	6 321	6 667	6 387	5 090
江门市	3 062	3 505	3 488	4 336	4 556	4 248	3 999	3 730	3 558
湛江市	4 517	4 490	4 699	4 859	5 218	5 680	5 285	5 229	5 372
茂名市	5 547	5 528	6 188	6 308	6 368	6 094	5 016	4 814	4 768
肇庆市	4 884	5 032	5 037	4 798	4 322	3 588	3 365	3 483	3 027
惠州市	4 082	5 134	5 260	5 096	5 026	4 789	4 615	4 493	4 657

续上表

地区	肺结核报告发病数/例								
	2005年	2006年	2007年	2008年	2009年	2010年	2011年	2012年	2013年
梅州市	5 942	5 731	5 865	5 789	5 076	3 613	3 611	3 112	3 157
汕尾市	2 709	2 630	2 972	3 280	3 338	3 527	2 932	2 486	2 475
河源市	3 898	3 452	3 792	3 932	4 003	3 707	3 304	3 343	2 962
阳江市	2 836	2 461	3 082	3 140	3 031	2 843	2 648	2 050	2 014
清远市	4 168	4 472	4 723	5 124	5 112	3 742	3 257	3 504	3 369
东莞市	3 625	3 597	3 541	4 469	4 206	4 717	4 763	4 384	4 394
中山市	1 134	892	888	1 087	6 278	4 749	3 248	3 290	2 201
潮州市	1 361	1931	2 368	2 558	2 605	2 568	2 208	2 054	1 955
揭阳市	4 632	4 532	4 711	5 739	5 100	4 958	4 319	4 032	3 727
云浮市	1 783	1 863	2 189	2 355	1 930	1 829	1 626	1 551	1 677

地区	肺结核报告发病数/例								年平均报告发病率/(/10万)
	2014年	2015年	2016年	2017年	2018年	2019年	2020年	2021年	
广州市	11 575	11 094	10 992	11 086	9 318	8 717	8 106	8 025	93.09
韶关市	1 933	1 942	1 954	2 118	1 943	1 826	1 528	1 491	71.62
深圳市	4 987	5 467	5 454	6 587	5 560	5 672	5 553	5 616	52.07
珠海市	1 216	1 259	1 212	1 195	1 246	1 260	1 089	1 090	74.68
汕头市	5 785	5 319	5 118	6 570	5 843	3 864	3 029	3 480	91.59
佛山市	4 930	4 711	4 420	3 705	3 383	3 374	3 192	3 198	69.13
江门市	3 633	3 764	4 189	5 595	4 166	3 857	3 098	2 834	85.83
湛江市	5 754	5 908	5 590	5 296	5 497	5 902	4 654	4 547	74.37

续上表

地区	肺结核报告发病数/例								年平均报告发病率/(/10万)
	2014年	2015年	2016年	2017年	2018年	2019年	2020年	2021年	
茂名市	4 311	4 398	3 987	3 765	3 932	3 281	2 806	3 082	79.23
肇庆市	3 520	3 437	3 093	2 863	2 435	2 343	2 099	2 006	88.58
惠州市	4 803	4 490	3 927	4 053	3 185	2 823	2 533	2 507	95.83
梅州市	3 219	3 082	2 938	2 806	2 401	2 124	1 857	1 771	86.20
汕尾市	2 458	2 278	2 692	3 171	3 039	2 463	1 756	1 877	93.52
河源市	2 635	2 787	2 777	3 167	2 879	2 180	1 634	1 592	108.11
阳江市	2 068	2 336	2 164	2 224	1 668	1 331	1 177	1 196	91.13
清远市	3 559	3 575	3 615	3 148	2 814	2 702	2 293	2 404	98.00
东莞市	5 259	3 836	4 013	4 572	3 976	3 941	4 287	3 957	52.72
中山市	2 554	2 404	2 266	2 640	2 613	2 776	2 315	2 446	83.87
潮州市	1 863	1 751	1 755	1 812	1 795	1 702	1 170	1 333	72.31
揭阳市	3 650	3 637	4 111	3 975	3 260	2 735	2 750	3 155	68.26
云浮市	1 786	2 010	1 653	1 769	1 432	1 388	1 139	1 131	70.95

注：2005年有4例病例年龄不详，2007年、2008年、2009年、2010年各有1例病例年龄不详。

第三节 结核病登记与治疗管理

肺结核患者一经确诊，就要及时给予治疗，合理的抗结核治疗是治愈患者、消除传染性和阻断传播的关键措施。"十三五"期间，广东省共登记肺结核患者近27.9万例，其中2016年登记肺结核患者6万余例，2020年登记肺结核患者4.8万例（未排除受新冠疫情防控影响），全省结核病定点医疗机构登记肺结核患者数呈逐年下降趋势。见表2-7。

表2-7 2016—2020年广东省肺结核患者登记情况表

单位：例

年份	肺结核						肺外结核	总计
	病原学阳性		病原学阴性	未查痰	单纯结核性胸膜炎	小计		
	初治	复治						
2016	18 430	2 168	39 378	52	753	60 781	186	60 967
2017	16 989	2 440	39 436	202	918	59 985	197	60 182
2018	21 506	2 950	30 284	329	1 400	56 469	167	56 636
2019	24 363	3 061	24 244	275	1 293	53 236	123	53 359
2020	24 639	2 604	19 578	251	1 186	48 258	109	48 367
合计	105 927	13 223	152 920	1 109	5 550	278 729	782	279 511

通过提高诊疗服务质量，落实结核病患者全流程管理，全省肺结核患者成功治疗率不断提高并保持在90%以上，达到"十三五"结核病防治规划要求。见表2-8。

表 2-8 2016—2020 年广东省肺结核患者转归结果

单位：例

年份	登记数	成功治疗情况		结核死亡	非结核死亡	失败	失访	信息缺失	其他
		例数	成功治疗率/%						
2015	65 161	61 875	95.0	65	385	368	986	429	1 053
2016	60 332	56 910	94.3	78	547	337	820	559	1 081
2017	59 308	55 289	93.2	74	636	422	1 048	557	1 282
2018	55 455	51 912	93.6	108	725	393	866	376	1 075
2019	52 160	49 188	94.3	100	745	323	636	415	753
合计	292 416	275 174	94.1	425	3 038	1 843	4 356	2 336	5 244

注：登记数不包括诊断变更和转耐多药治疗患者。

一、全面实施结核病诊疗规范，提升诊疗服务质量

"十三五"期间，广东省将规范结核病诊疗行为作为贯彻落实结核病防治规划的重中之重，全面实施新《结核病分类》（WS 196—2017）和《肺结核诊断标准》（WS 288—2017），规范结核病诊断，特别是病原学阴性肺结核诊断。各市、区、县结核病定点医院均成立病原学阴性肺结核患者诊断小组，由结核病临床医生、影像学医生和检验技师组成，根据肺结核门诊诊疗规范、临床路径和结核病防治工作规范等有关技术指南要求，对每例病原学阴性肺结核患者进行会诊，避免误诊、过诊。2018 年，广东省卫生健康委员会为提高全省肺结核诊断登记质量，在全省开展肺结核漏报漏登及诊断质量专项调查，2019 年完成对 21 个地市 107 家医疗机构的现场调查。针对调查发现的问题，省卫健委以调查报告方式书面要求各市进行整改。2020 年广东省结核病诊疗质量控制中心依托"智慧结控"信息管理平台、AI 影像质控系统等，抓取关键质控数据，实现智能质控，提升诊疗质量。

二、探索肺结核患者住院隔离治疗，推进传染期内患者住院治疗

2016年广东省深圳市、佛山市、江门市和韶关市获批开展结核病分级诊疗和综合防治服务项目试点之后，根据项目方案，试点地区对传染性肺结核住院隔离治疗进行试点探索。2019年省卫生健康委员会办公室印发《关于进一步加强结核病防治工作的通知》（粤卫办疾控函〔2019〕5号），明确要求各地到2020年，各地市至少指定一个县（或定点医院）开展传染性肺结核住院隔离治疗探索。

各地在推进传染性肺结核患者住院隔离治疗上创新方法方式。深圳市各级防治机构为耐多药涂阳肺结核患者、普通涂阳肺结核患者提供免费住院隔离治疗服务，鼓励患者住院治疗，制定相应的补贴标准，如深圳市慢性病防治中心（30 000元/例）、罗湖区（10 000元/例）、宝安区（8 000元/例）、龙岗区（8 000元/例）。南山区、宝安区、盐田区、福田区和坪山区探索传染性肺结核患者社区治疗和感染控制管理模式，通过设立家庭病床开展居家隔离治疗，采取健康生活方式指导、感染控制、日常活动限制、定期家访、生活补助等多种措施，督促传染性肺结核患者在家隔离治疗至少2周，减少结核病对周围人群的传播。

三、提高诊疗服务可及性，破解诊疗区域不平衡难题

广东省社会经济发展水平不平衡，粤东西北地区和珠三角地区经济发展水平差异大，结核病防治能力不平衡，增加了防治难度。"十三五"期间，各地不断提升市、县定点医院诊疗服务能力，充分利用"互联网+"技术，支持医疗卫生机构、符合条件的第三方机构搭建互联网信息平台，开展远程结核病医疗、健康咨询、健康管理服务，逐步形成"互联网+结核病防治"的医疗服务网络。利用基于云平台的结核病患者智能化诊断和

管理系统，提高诊断水平和患者治疗依从性。

2016 年广东省结核病控制中心推出了"服务万名群众、诊治千名患者、培训百名医务人员"结核病精准帮扶"百千万行动计划"，先后开展了对云浮等地的技术帮扶工作。中心派出专家团队为云浮等地市的广大疑难性结核病、呼吸道疾病患者提供精准医疗服务，并通过专家门诊、专题讲座、案例讨论等形式为当地各级结核病防治机构医务人员进行对口精准帮扶，加强当地结防系统人才梯队建设，夯实专业人员技术基础，全面提高我省结核病防治工作的整体水平。2017 年 11 月"广东省结核病专科联盟"启动实施，进一步服务基层结核病防治工作，结合结核病分级诊疗和综合服务模式试点的有序开展，为推进广东省构建分级诊疗制度、实现全方位全周期保障人民群众身体健康打下坚实基础。

广东省充分利用"互联网+"技术，多手段提高患者的就医便捷性。深圳市、广州市等定点医院均已实现手机 APP、微信公众号预约挂号，逐步推进云端缴费、导航导诊、检验检查报告查询等服务，较好实现了"让数据多跑路，群众少跑腿"。部分定点医疗机构实行无假日门诊。各节假日前，根据患者需要，增加周末出诊医生，做好节假日出诊工作的安排。

四、加强重点人群结核病防治工作

（一）强化流动人口结核病防控

广东省是人口大省，每年登记的活动性肺结核患者近四成是流动人口。"十三五"期间广东省把流动人口纳入区域结核病防治规划，使得流动人口享有与本地户籍居民相同标准的免费筛查、抗结核药物治疗、随访检查、心理支持和健康管理服务，推进了结核病公共服务均等化。坚持按照"属地化管理"的原则，做好流动人口结核病患者诊断、报告、转诊追踪、信息登记和治疗、随访服务等工作。对跨区域治疗的患者，做好信息衔接，做好基本医保异地就医直接结算工作。加强流动人口聚集场所宣传教育，提高流动人口结核病防控意识和能力。2016—2010年,广东省结防各项工作指标保持在较高水平,见表2-9、表2-10。

表2-9 2016—2020年广东省登记省外户籍肺结核患者情况

单位:例

年份	肺结核			其中病原学阳性		
	全省登记数	省外患者数	比例/%	全省登记数	省外患者数	比例/%
2016	60 781	14 111	23.2	20 598	4 734	23.0
2017	59 985	15 184	25.3	19 429	4 927	25.4
2018	56 469	13 877	24.6	24 456	6 394	26.1
2019	53 236	12 922	24.3	27 424	6 896	25.1
2020	48 258	10 803	22.4	27 243	6 234	22.9
合计	278 729	66 897	24.0	119 150	29 185	24.5

表2-10 2015—2019年广东省不同户籍分类肺结核患者治疗效果

单位:例

年份	本地市户籍			市外省内户籍			省外(包括港澳台和外籍)		
	登记数	成功治疗数	成功治疗率/%	登记数	成功治疗数	成功治疗率/%	登记数	成功治疗数	成功治疗率/%
2015	45 877	43 721	95.3	4 848	4 666	96.2	14 436	13 488	93.4
2016	41 855	39 578	94.6	4 503	4 289	95.2	13 973	13 043	93.3
2017	39 482	36 765	93.1	4 832	4 557	94.3	14 994	13 967	93.2
2018	36 317	33 896	93.3	5 525	5 270	95.4	13 613	12 746	93.6
2019	33 712	31 673	94.0	5 830	5 543	95.1	12 618	11 972	94.9
合计	197 243	185 633	94.1	25 538	24 325	95.3	69 634	65 216	93.7

注:登记数不包括诊断变更和转耐多药治疗患者。

（二）强化结核菌/艾滋病病毒（TB/HIV）双重感染防控

"十三五"期间，广东省对人类免疫缺陷病毒感染者和病人进行结核病筛查，在艾滋病流行的重点县（市、区），为结核病患者提供艾滋病病毒检测服务。负责结核病和艾滋病诊疗的定点医疗机构建立健全合作机制，共同做好结核菌/艾滋病病毒双重感染者的筛查、诊治和管理工作。2016—2010 年的各项工作指标，见表 2 – 11 ～ 表 2 – 15。

表 2 – 11 2016—2020 年广东省艾滋病病毒感染者的结核病检查情况

单位：例

年份	新登记 HIV 阳性或 AIDS 患者				既往登记 HIV 阳性或 AIDS 患者			
	患者数	症状筛查例数	胸片或痰检例数	结核病患者数	患者数	症状筛查例数	胸片或痰检例数	结核病患者数
2016	10 227	9 288	7 847	134	37 406	34 288	30 458	273
2017	10 599	9 583	8 431	111	43 611	39 406	36 156	196
2018	11 006	9 803	8 828	144	48 887	44 174	41 568	278
2019	10 374	9 817	8 113	99	58 156	55 283	49 134	331
2020	9 483	9 038	8 535	97	63 217	62 619	61 842	288
合计	51 689	47 529	41 754	585	251 277	235 770	219 158	1 366

表 2 – 12 2016—2020 年广东省结核病患者 HIV 检测情况

单位：例

年份	登记患者数	其中机构提供 HIV 检测情况		其中患者接受 HIV 检测情况	
		提供检测数	提供检测率/%	接受检测数	接受筛查率/%
2016	60 967	19 125	31.4	17 247	28.3
2017	60 182	25 657	42.6	24 623	40.9

续上表

年份	登记患者数	其中机构提供HIV检测情况		其中患者接受HIV检测情况	
		提供检测数	提供检测率/%	接受检测数	接受筛查率/%
2018	56 636	31 069	54.9	30 407	53.7
2019	53 359	32 144	60.2	30 433	57.0
2020	48 362	30 897	63.9	29 664	61.3
合计	279 506	138 892	49.7	132 374	47.4

注：要求艾滋病中、高流行地区的结核病定点医疗机构为结核病患者提供HIV抗体检测。

表2-13 2016—2020年广东省重点县区结核病患者HIV检测情况

年份	登记患者数	其中机构提供HIV检测情况		其中患者接受HIV检测情况	
		提供检测数	提供检测比例/%	接受检测数	筛查率/%
2016	8 913	8 005	89.8	7 913	88.8
2017	9 848	9 016	91.6	8 956	90.9
2018	9 533	9 331	97.9	9 251	97.0
2019	8 716	8 470	97.2	8 334	95.6
2020	8 101	7 946	98.1	7 713	95.2
合计	45 111	42 768	94.8	42 167	93.5

注：要求艾滋病中、高流行地区的结核病定点医疗机构为结核病患者提供HIV抗体检测。

表2-14　2016—2020年广东省TB/HIV双重感染患者登记情况

年份	肺结核						肺外结核	总计
	病原学阳性		病原学阴性	未查痰	单纯结核性胸膜炎	小计		
	初治	复治						
2016	41	4	52	0	0	97	0	97
2017	59	7	69	1	3	139	1	140
2018	74	12	66	1	3	156	2	158
2019	71	20	64	0	4	159	0	159
2020	86	18	61	5	7	177	0	177
合计	331	61	312	7	17	728	3	731

表2-15　2015—2019年广东省HIV阳性肺结核患者转归结果

年份	登记数	成功治疗情况		结核死亡	非结核死亡	失败	失访	信息缺失	其他
		例数	率/%						
2015	87	79	90.8	0	1	0	7	0	0
2016	96	87	90.6	0	6	0	2	0	1
2017	137	121	88.3	0	8	0	1	1	6
2018	153	134	87.6	0	10	2	2	0	5
2019	156	138	88.5	1	8	3	2	0	4
合计	629	559	88.9	1	33	5	14	1	16

注：登记数不包括诊断变更和转耐多药治疗患者。

（三）开展老年人、糖尿病患者及羁押人群结核病防治工作

2020年，广东省积极落实《中国结核病预防控制工作技术规范（2020版）》工作要求，进一步加强对65岁及以上老年人和糖尿病患者的结核病

筛查工作。深圳市对 65 岁以上老年人、糖尿病患者等结核病重点人群实行主动筛查策略。2016—2020 年，深圳市筛查 65 岁以上老年人 88.62 万余人，检出肺结核患者 312 例，检出率 35.20/10 万；筛查糖尿病患者 57.72 万，检出肺结核患者 270 例，检出率 46.77/10 万。

广州、深圳、佛山等多地加强公安、司法监管场所被监管人员结核病防控。开展入监（所）体检结核病筛查和日常监测，落实肺结核患者治疗管理，对即将出监（所）的尚未治愈的肺结核患者，要求公安、司法监管场所及时做好转介工作，将有关信息报送监管场所所在地和被监管人员户籍地（或居住地）疾病预防控制机构，由地方定点医疗机构继续完成治疗。广州市卫生健康委员会、公安局、司法局联合制定了《广州市公安监管场所肺结核防控工作方案》《广州市司法监管场所肺结核防控工作方案》，规范监管场所肺结核防治工作。

五、做好肺结核患者健康管理服务

肺结核患者能够全疗程规律服药是治疗成功的关键。在患者的整个治疗期间，只有各机构间做到无缝衔接，切实落实对患者的治疗管理，才能确保患者规律服药。"十三五"期间，广东省基层医疗机构按照国家基本公共卫生服务项目要求做好肺结核患者健康管理服务，并将服务质量纳入对基层医疗卫生机构的考核范畴。

（一）规范开展肺结核患者健康管理服务

"十三五"期间，广东省结核病预防控制机构、定点医疗机构和基层医疗卫生机构对患者转诊追踪、治疗管理等工作进行全程无缝衔接。结核病预防控制机构和定点医疗机构加强对基层医疗卫生机构的培训、技术指导和督导，推行结核病患者家庭医生签约服务制度。"十三五"期间，全省肺结核患者全程规范管理率达到 90% 以上。

(二) 创新肺结核患者管理方法方式

随着社会经济发展和人民群众对公共卫生服务要求的提高，我国从"互联网+"医疗的视角出发，探索构建多功能信息化平台，促进肺结核患者健康管理服务模式变革。深圳市创建了结核病网络督导管理信息系统，实行网络远程视频督导服药管理模式，患者可以自行服药并上传相应服药视频，极大地方便了结核病患者，同时也便于防治机构对患者的管理。另外我国还开发了结核病患者信息推送系统网页端平台、手机 APP 端平台和微信端平台，并实现三种平台信息实时共享。利用结核病管理系统、手机 APP、微信等互联网技术推行远程视频下的督导服药管理，既方便患者服药，又确保 DOTS 落实，降低社区传播风险。

第四节 广东省耐药结核病疫情及防控报告

"十三五"结核病防治规划期间，广东省各级政府及有关部门坚持以习近平新时代中国特色社会主义思想为指导，积极落实各项防治措施，耐多药肺结核防治工作取得明显的成效，但仍是我省结核病防治工作的短板。

一、耐药结核病疫情情况

据估算，广东省每年新发耐多药肺结核近 1 800 例，是全国耐多药肺结核防治工作的主战场。根据世界卫生组织定义，"每年新发耐多药肺结核超过 1 000 例的国家即为高负担国家"的概念，广东省已成为耐多药肺结核高负担地区，耐药结核病（含利福平耐药）防治工作任重道远。

（一）耐多药肺结核可疑者筛查情况

"十三五"结核病防治规划（以下简称"十三五"）期间，广东省加大耐多药肺结核患者发现力度，耐多药肺结核可疑者耐药筛查数和筛查率不断提高。2017年到2020年，耐多药肺结核可疑者筛查数从每年2 332例上升到3 038例，筛查率从65.7%上升到97.3%，2020年耐药可疑者筛查率达到"十三五"规划要求。2021年筛查数为2 914例，筛查率达93.8%，比2020年略有下降（详见表2-16）。

表2-16 广东省2017—2021年耐多药肺结核可疑者筛查情况

年度	耐多药肺结核可疑者数/例	其中完成耐药筛查数/例	筛查率/%
2017	3 549	2 332	65.7
2018	2 834	2 355	83.1
2019	3 589	3 253	90.6
2020	3 123	3 038	97.3
2021	3 108	2 914	93.8

（二）耐多药肺结核登记与治疗情况

2017—2021年，每年发现登记的耐多药患者数在913～1 282例之间，纳入治疗率从2017年的40.5%上升到2020年的69.5%。2021年全省登记耐多药肺结核1 108例，其中纳入治疗695例，纳入治疗率为62.7%（表2-17）。2020年度耐多药肺结核成功治疗率仅58.73%，略高于全国平均水平（54.02%）。

表2-17 广东省2017—2021年耐多药肺结核纳入治疗情况

年度	登记耐多药肺结核数/例	其中纳入治疗数/例	纳入治疗率/%
2017	1 030	417	40.5
2018	913	391	42.8
2019	1 282	690	53.8
2020	1 070	744	69.5
2021	1 108	695	62.7

(三) 与其他省、市比较耐多药肺结核疾病负担情况

根据2020年度耐多药肺结核防治工作指标，与江苏、浙江、北京、上海等省、直辖市比较，广东省登记确诊的耐多药肺结核患者数多，纳入治疗率和成功治疗率均较低（详见表2-18）。未纳入治疗的患者成为"移动传染源"，对社会公共卫生安全危害性大，成为全省遏制结核病流行的重大障碍及短板。

表2-18 2020年度耐多药肺结核防治相关指标比较表

	登记确诊数	纳入治疗人数	纳入治疗率/%	成功治疗率/%
全国	16 343	12 991	79.49	54.02
北京	167	151	90.42	71.11
上海	188	154	81.91	74.74
江苏	504	476	94.44	60.28
浙江	509	461	90.57	70.39
山东	388	365	94.07	53.27
广东	1 060	704	66.42	58.73

二、耐药结核防治的主要问题

广东省是全国最早开展耐多药肺结核规范化治疗管理工作的省份，"十三五"期间，全省重点加强结核病耐药筛查实验室建设，耐药肺结核筛查率不断提高，但耐多药肺结核纳入治疗率却没有相应提升。同时，部分经济欠发达地区仍存在着筛查工作流程不畅、职责不明的问题，影响了当地耐药病人的发现。究其原因，耐药结核防治的主要问题如下。

(一)部分地区耐药肺结核防治体系建设和能力不足

部分经济欠发达地区耐药病定点医院医疗能力不足。其中,地市级结核病防治机构存在专业技术人员不足、技术力量薄弱的情况;地市级定点医疗机构耐药诊疗实验室检测能力欠缺、专业技术人员少、药品供应不足和感染控制不符合要求的情况普遍存在。2020年以来,相当一部分地市级结核病定点医疗机构被指定为新冠肺炎定点医院,医院将传染科改造成隔离病区,专门预留收治新冠肺炎患者,暂停结核病和耐药结核病治疗工作,影响了耐多药肺结核患者的诊断和治疗。

经济欠发达地区耐药肺结核规范化管治能力不平衡。部分经济欠发达地市尚未建立完善的耐药肺结核防控工作机制和工作流程,未形成耐药患者发现、实验室检查、报告登记、诊断治疗、管理的闭环管理模式。粤东西北地区耐药肺结核诊疗能力严重滞后,近五年经济欠发达地区耐多药肺结核纳入治疗率仅42.1%,明显低于珠江三角洲地区的70.9%(详见表2-19),2021年揭阳市、汕尾市的耐多药肺结核纳入治疗率甚至为零。因而耐药结核病定点医院诊疗能力不足地区的部分耐药患者选择到外地如广州、深圳等医疗水平较高的定点医院就诊。

表2-19 耐多药肺结核纳入治疗区域不平衡情况

年度	经济欠发达地区			珠江三角洲地区			全省纳入治疗率/%
	登记数	纳入治疗数	纳入治疗率/%	登记数	纳入治疗数	纳入治疗率/%	
2017	231	147	63.6	450	298	66.2	65.3
2018	422	126	29.9	491	265	54	42.8
2019	564	185	32.8	718	505	70.3	53.8
2020	431	238	55.2	639	506	79.2	69.5
2021	502	209	41.6	606	486	80.2	62.7
合计	2150	905	42.1	2 904	2 060	70.9	58.66

由于跨区域管理机制不完善，治疗单位没有及时将患者诊断和治疗信息录入专报网并转回户籍所在地，导致该部分已进行诊疗的患者并没有体现在结核病专报网上，从而出现统计数据与实际情况不一致的问题。

（二）部分地区耐药肺结核保障措施不平衡

部分地市耐药肺结核医疗保障相当不足，患者常因疾病经济负担较重，难以承担高额医疗费用而放弃治疗。耐药肺结核疗程长达18～20个月，每年治疗费用需10万～12万。而我省粤东西北经济欠发达地区如河源、汕尾等地门诊特定病种年度最高限额仅为6000元（详见表2-20），这些地区提供的医疗保障远低于结核病患者尤其耐药患者实际支出的医疗费用。与东部沿海发达省市比较，我省对耐多药肺结核患者的保障政策并不占优势（详见表2-21）。

表2-20　2022年经济欠发达地区门诊特殊病种耐多药肺结核医保水平

编号	地市	居民参保人支付比例/%			封顶线
		一级	二级	三级	
1	汕头	75	75	75	1 000元/月
2	韶关	90	80	70	640元/月
3	河源	70	70	70	6 000元/年
4	梅州	70	70	70	2 900元/季度
5	惠州	95	95	95	无限额
6	汕尾	60	60	60	6 000元/年
7	阳江	90	75	60	1 000元/月
8	湛江	80	70	60	8 000元/年
9	茂名	85	75	65	48 000元/年
10	肇庆	85	75	65	2 800元/季度
11	清远	80	70	60	1600元/年

续上表

编号	地市	居民参保人支付比例/%			封顶线
		一级	二级	三级	
12	潮州	90	85	70	12 000 元/年
13	揭阳	60	60	60	1 000 元/月
14	云浮	65	65	65	6 750 元/年

表 2-21　2022 年国内部分省市耐多药肺结核保障措施列表

省份	政策和保障支持
上海市	上海市开展耐多药/利福平耐药肺结核减免治疗项目，对本市户籍及持有本市居住证者，经专家组确诊为利福平耐药肺结核患者在完成规范的全程督导治疗时进行减免，经费由财政支持（上海市卫生和计划生育委员会、上海市财政局关于本市组织实施肺结核政府减免治疗费用工作的通知（沪卫计疾控〔2018〕12 号）
山东省	2021 年 8 月，山东省出台《关于将肺结核、慢性病毒性肝炎等纳入医保门诊慢特病管理的通知》和《关于进一步完善肺结核、慢性病毒性肝炎等门诊慢特病待遇保障政策的通知》，将肺结核纳入医保门诊慢特病支付。省级层面，将上述病种职工和居民基本医疗保险政策范围内的报销比例，统一确定为分别不低于 70% 和 60%，各市还可根据当地医保基金收支状况，进一步提高报销比例。对年花费 10 万元以上、患者负担较重的耐多药结核和广泛耐药结核最高支付限额与住院合并计算，各市医保最高支付限额均不低于 40 万元

续上表

省份	政策和保障支持
江苏省	江苏省仅管辖 13 个地市，2017—2018 年，省级财政每年为耐多药结核病控制投入 2 000 多万元，2019—2020 年，省级财政每年为耐多药结核病控制投入 4 000 多万元开展耐药防治工作。在基本医保目录 70% 报销的基础上，2019 年开始免费提供二线药品等。2020 年末开始，又在免费提供二线药品的基础上增设交通和营养补助
浙江省	2013 年开始，浙江省设立耐多药肺结核诊治补助专项，连续 7 年财政共投入 2 353 万元用于耐多药肺结核医保报销后的补助（浙疾〔2019〕22 号文件），将耐多药肺结核的补助标准由 1.35 万元/例提高到 2.14 万元/例，2020 年省财政补助经费到位 747 万元。2020 年积极筹措专项经费共计 920.37 万元，采购部分主要的二线药品进行下发

（三）中央和省级两级财政中结核病经费较少

　　中央和省级两级财政经费中用于结核病防治工作的经费所占比例相对较低，我省结核病防治经费在中央重大传染病防控经费中仅占 5%，省级结核病防控经费仅占省级疫病防控经费的 10% 左右（按 1600 万元预算），并呈现逐年下降趋势。耐多药肺结核治疗财政经费支持力度不足，其中，中央经费投入不足以覆盖二线抗结核药品免费发放成本，粤东西北经济欠发达地区地方配套经费较少，无法降低耐多药肺结核患者的疾病经济负担。耐药患者负担重的问题，影响了医疗服务的可及性、可行性，并直接影响公共卫生安全。

三、耐药结核防治工作建议

为积极推进"健康中国"建设的广东实践,坚持以问题为导向,提高耐多药肺结核患者的发现率、治疗率、治愈率,破解耐多药肺结核防治区域性不平衡的问题,我们提出如下建议:

(一)完善结核病防治服务体系

充分利用当前加强公共卫生体系建设的历史机遇期,各市卫生健康部门全面了解结核病防治服务体系中机构职责落实情况,完善服务体系,补短板、堵漏洞、强弱项,积极推动政府将结核病防治工作作为重要民生建设内容,纳入当地经济社会发展规划和政府目标管理考核内容。建立工作考核激励机制,适当提高结核病防治机构和定点医院相关人员的工资待遇,充分调动防治人员的积极性,吸引人才、稳定队伍。各市卫生健康部门统筹协调定点医院,努力做好新冠疫情防控和耐药结核病防控两项工作。

(二)建立耐药结核病防治工作机制

建立完善的耐药结核病防治工作机制和工作流程,结核病防治机构、定点医院和基层医疗机构等单位密切配合做好耐药防治工作。完善耐药患者跨区域管理机制,使患者得到规范的诊断、治疗和健康管理。通过各种方式提高地市级定点医疗机构病人发现和诊断能力。同时,要充分发挥省结核病诊疗质量控制中心的平台管理作用,加强培训、精准指导、完善质控,持续开展全省结核病诊疗质量控制网络建设。

(三)多措并举减轻患者费用负担

因为耐药结核病是难治性传染病,具有社会健康危害性,消灭传染病的主体责任者是政府。为了保护社会健康及保障患者康复,探索实行"医保先付,财政兜底"的保障机制,结防工作者应积极为政府提供政策开发需要的数据及调研报告。建议：一是提高医疗保障水平。各地级市以高度政治责任感，统筹安排医保基金，推动提高本地区耐多药肺结核门特报销比例和年度支付限额，将《中国结核病预防控制工作技术规范（2020年版）》耐多药肺结核治疗方案中的治疗药物纳入门诊特定病种药品目录。二是减免患者诊断和治疗费用，包括耐药筛查、门诊随访检查和药品费用，适当给予交通补助和营养补助。三是增加经费投入，包括中央经费、省级疫病防控专项资金和地方专项经费。

第五节 耐多药肺结核患者经济负担及其影响因素分析

耐多药结核病（multi-drug resistant tuberculosis，MDR-TB），指由结核病患者感染的结核分枝杆菌在体外被证实至少对异烟肼和利福平同时耐药的结核病，是全球面临的重要公共卫生挑战。与普通结核病相比，MDR-TB 具有治疗时间长、不良反应发生率高、治疗成功率低、复发率高、死亡率高以及疾病负担重等特点。WHO 统计结果显示，MDR-TB 患者的医疗费用高达 5 659 美元，是药敏结核病患者的 6.58 倍。我国不同地区研究均提示 MDR-TB 治疗给患者、家庭和社会带来了巨大经济负担。广东省早期报道指出 MDR-TB 总经济负担为例均 5.96 万元，不同户籍、不同地区的经济负担呈现明显差异，非户籍患者的总费用例均值为 10.02（6.39，13.37）万元，而户籍患者例均值较低为 2.47（1.75～4.99）万元。根据社会生态学理论，MDR-TB 的经济负担受个人、地区相关社会以及环境的综合影响。通过调查广东省 9 地市 11 家 MDR-TB 定点医疗机构的 MDR-TB 患者，从地区与个人两水平构建回归模型，我们了解了 MDR-TB 患者家庭经济负担现状及其相关影响因素，为切实降低广东省 MDR-TB 患者经济负担、保障 MDR-TB 患者生存质量等有关政策措施的制定提供科学依据。

一、对象与方法

（一）研究对象

根据广东省各地（市）历年上报的 MDR-TB 患者治疗情况，结合当地经济水平和医疗条件，以典型抽样的方法，选取全省 9 个地（市）级共 11 家耐药结核病定点医疗机构于 2018—2019 年确诊并接受规范化治疗的 398 名 MDR-TB 患者为调查对象。纳入标准：①MDR-TB 患者诊断标准依据《中华人民共和国卫生行业标准-肺结核诊断（WS 288-2017）》：患者接受胸部影像学检查，结合患者临床症状、流行病学调查以及实验室检查确诊，且体外经药敏试验证实至少同时对异烟肼和利福平耐药。②年龄≥18 岁；③自愿并知情同意。排除标准为：①非耐药结核病定点医疗机构的 MDR-TB 患者；②肺外结核病患者；③合并 HIV 感染；④伴有其他严重性疾病如肿瘤、心血管疾病等；⑤死亡患者。本研究方案经广东省结核病控制中心伦理委员会审核批准。

（二）研究方法

本次研究针对 MDR-TB 患者采用面对面、一对一的问卷调查方法，收集 2018—2019 年确诊并接受 MDR-TB 治疗过程中的总花费情况。问卷调查内容主要包括：① MDR-TB 患者社会人口学特征；② MDR-TB 患者家庭人口、经济情况；③ MDR-TB 患者疾病和诊疗情况；④ MDR-TB 患者经济负担：包括患者从可疑症状至 MDR-TB 确诊以及 MDR-TB 患者确诊至治疗结束期间所有费用。

收集广东省 9 个地（市）人均国内生产总值（Gross Domestic Product, GDP）（万元）、人口密度（人/km^2）、每千人床位数、每千人医师数、老年人口比例（%）和平均受教育年限等数据。其中人均 GDP、每千人床位数和医生数（包括执业医师和执业助理医师）来自广东省统计年鉴，老年人口比例和受教育程度来源于第七次人口普查。

（三）指标定义

直接医疗费用：MDR-TB患者因结核病就医所需所有的医药费用（门诊费、检查费、药品费、化验费、住院费等）；同时记录患者直接医疗费中报销和政府补偿的费用。直接非医疗费用：患者及其陪护家属在患者诊治过程中花在往返交通、食宿、营养以及陪护等方面的费用。直接经济负担=直接医疗费用+直接非医疗费用。

间接经济负担：MDR-TB患者诊断及治疗期间，患者及其家属因病误工所致的家庭财富损失，采用人力资本法估计：间接经济负担=（病人的误工天数+家属陪护的误工天数）×日均劳动力收入。其中日均劳动力收入根据2019年和2018年城乡居民人均可支配收入计算，数据来源于中国经济社会大数据研究平台。

总经济负担为直接经济负担与间接经济负担之和。上述经济负担扣除医保报销和政府/社会补贴外，由患者或家庭自己支付的费用定义为自付总费用，为本次研究关注重点。

（四）费用估算

MDR-TB患者治疗较为复杂，个性化程度较高，且MDR-TB患者治疗周期较长，当接受调查的患者仍在接受治疗时，该调查对象的治疗总费用不能被完整计算。为避免低估观察的总费用，若采用传统的分析方法估计费用，删失的治疗费用被当作无信息处理，与实际情况不符合，因此本研究采用简单加权的方法估算费用，通过计算无删失的逆概率权重，对具有完整数据的观测对象进行加权，从而得到一个无偏估计。

（五）统计方法

对于连续性变量不符合正态分布的用中位数P_{50}和上、下四分位数（P_{25}，P_{75}）表示；分类变量采用频数（n）和构成比（%）形式表述。采用非参数检验进行自付总费用协变量筛选。考虑到数据具有"城市-个体"

的层次结构特征,本研究以患者作为"水平1"单位,以地区作为"水平2"单位,拟合两水平回归模型,探索各相关因素对自付总费用的影响。所有数据采用 SPSS R4.0.3 软件分析,双侧检验,$P < 0.05$ 差异具有统计学意义。

二、结果

(一)调查对象基本情况

本次调查共纳入研究对象398名,97%的患者为汉族;男性患者277名(69.6%);年龄范围为19—79岁,45—64岁患者人数最多,为221名(55.53%),其次为45岁以下患者,65岁及以上患者调查人数最少,为53名(13.32%)。文化程度高中及以上的患者人数为178名(44.72%),中等文化程度患者人数为122名(30.65%),小学及以下文化程度人数为98名(24.62%);患者职业分布较广泛,职业为"其他"的患者比例最高,为41.45%;384名MDR-TB患者购买了医疗保险,医保类型主要为新农合、城镇居民医保和职工医保。农村户口类型的MDR-TB患者略高于城镇居民,为217名(54.52%)。

(二)MDR-TB患者经济负担情况

MDR-TB患者治疗费用呈偏态分布,采用均值计算各自付总费用所占的比例。MDR-TB整个治疗过程中人均自付总费用构成患者的个人经济负担,其均值为86 937.25元,中位数为58 360.02元;自付直接经济负担均值为80 407.87元,占自付总费用的92.49%,中位数为51 550元;间接经济负担均值为6 529.39元,占自付总费用的7.51%,中位数为5 052.43元。MDR-TB患者具体经济负担组成情况见表2-22。

表 2-22　MDR-TB 患者经济负担组成情况（元）

家庭自付总费用	$\bar{X}$	P_{50}	P_{25}	P_{75}
直接经济负担	80 407.87	51 550.00	23 508.00	103 420.75
直接医疗费用	49 416.07	28 700.00	7 130.00	67 525.00
直接非医疗费用	30 991.80	14 560.00	7 054.00	33 280.00
交通费	9 489.16	2 000.00	585.00	5 912.50
食宿费	7 604.38	3 037.50	1 300.00	7 475.00
营养费	11 426.08	5 200.00	712.50	14 100.00
陪护费	2 472.18	0	0	1 200.00
间接经济负担	6 529.38	5 052.43	3 103.76	7 295.84
自付总费用	86 937.25	58 360.02	29 679.68	111 846.20

注：P_{50} 为中位数，P_{25} 为下四分位数间距，P_{75} 为上四分位数间距。

根据均值，MDR-TB 患者个人经济负担即自付总费用中，负担占比顺位依次为直接医疗费用、营养费、交通费、食宿费、间接经济负担和陪护费，占比分别为 56.84%、13.14%、10.92%、8.75%、7.51% 和 2.84%，自付总费用具体构成情况见图 2-7。

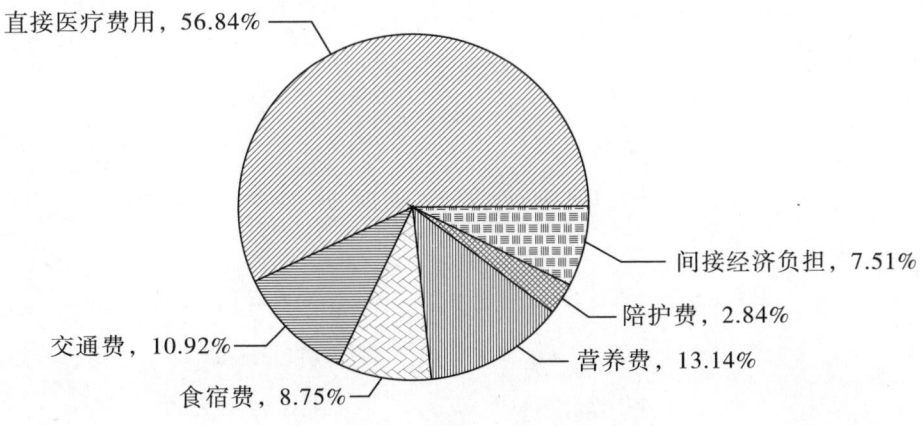

图 2-7　MDR-TB 患者自付总费用的各类费用占比情况

(三) MDR – TB 患者经济负担影响因素分析

研究发现，不同婚姻状况、不同医保类型、有无债务、是否感觉经济困难、有无慢性病以及不同住院时间的家庭自付总费用具有显著性差异（$P<0.05$）。其余指标差异无统计学意义（$P>0.05$），见表 2 – 23。

表 2 – 23 MDR – TB 患者不同特征自付总费用比较 [P_{50} (P_{25}, P_{75})]

变量	组别	例数	自付总费用/元	P 值
年龄（岁）				0.100
	19—	124	5.75 (3.15, 9.56)	
	45—	221	5.8 (2.54, 10.89)	
	≥65	53	7.93 (3.46, 17.95)	
性别				0.369
	男	277	5.77 (2.95, 10.71)	
	女	121	6.37 (3.13, 11.36)	
文化程度				0.645
	小学及以下	98	5.5 (2.95, 9.86)	
	中学	122	6.18 (3.14, 11.33)	
	高中及以上	178	5.82 (2.62, 11.1)	
婚姻状况				0.032
	未婚	67	5.91 (3.17, 15.01)	
	已婚	308	5.94 (2.99, 11.29)	
	离异/丧偶	23	3.41 (1.21, 7.88)	
职业				0.565
	机关、事业单位	12	6.18 (2.64, 10.69)	
	企业、商业人员	105	4.97 (2.21, 11.36)	
	农业工作者	60	6.45 (3.79, 11.96)	

续上表

变量	组别	例数	自付总费用（元）	P值
医保类型	在校学生	13	5.91（4.29，19.44）	0.023
	已退休	43	5.92（2.96，9.04）	
	其他	165	5.74（3.07，10.37）	
	无医保	14	8.26（5.36，17.21）	
	新农合	131	7.28（3.63，11.77）	
	城镇居民医保	113	5.18（2.46，9.23）	
	职工医保	118	4.62（2.34，9.25）	
	其他医保	22	6.54（3.67，10.74）	
户口类型				0.538
	城镇	221	5.59（3.09，11.55）	
	农村	217	5.92（2.82，10.52）	
劳动力人口（人）				0.281
	≤2	283	5.92（2.99，11.36）	
	>2	115	5.15（2.77，9.12）	
债务				0.001
	无	268	5.15（2.38，9.24）	
	有	130	7.95（4.05，13.34）	
感觉经济困难				0.042
	否	140	6.09（3.09，12.03）	
	是	258	5.69（2.82，9.62）	
慢性病				0.016
	无	276	5.49（2.55，9.84）	
	有	122	7.68（3.47，12.54）	

续上表

变量	组别	例数	自付总费用（元）	P 值
住院时间				0.001
	未住院	103	2.21（1.17，4.4）	
	1月	208	6.45（3.49，11.32）	
	2月	55	8.96（5.77，13.58）	
	2月以上	32	13.89（8.87，23.25）	
服药管理方式				0.067
	社区或结核机构	54	6.28（3.47，17.7）	
	家人提醒	94	5.33（2.2，8.53）	
	自服药	250	5.94（3.12，11.18）	
定期复查				0.085
	否	27	4.23（2.63，6.61）	
	是	371	5.95（2.99，11.29）	

（四）MDR-TB 自付总费用两水平影响因素分析

将"水平2"变量逐一纳入两水平线性回归零模型中，结果显示，增加床位数后，床位数差异具有显著性（$t=3.17$，$P=0.002$），见表 2-24。

表 2-24　两水平线性回归模型水平 2 变量单因素分析

变量	估计值	标准误差	t 值	P 值
人均 GDP/万元	0.008	0.045	0.177	0.859
人口密度/（人/平方千米）	0.000	0.000	-1.844	0.065
医生数（1人/1 000人）	0.217	0.314	0.690	0.490
床位数（1张/1 000人）	0.353	0.112	3.170	0.002
老年人口比例/%	0.069	0.045	1.548	0.122
平均受教育年限/年	0.070	0.189	0.367	0.713

（五）两水平线性回归模型多因素分析

两水平线性回归模型纳入个体"水平1"变量，包括婚姻状况、不同医保类型、家庭收入、债务、感觉经济困难、慢性病和住院时间；纳入每千人床位数作为"水平2"解释变量。最后结果显示，控制其他变量后，不同的婚姻状况、债务、住院时间以及每千人床位数均影响患者的自付总费用（$P<0.05$）。在其他因素不变的情况下，离异/丧偶患者家庭自付总费用是未婚患者家庭自付总费用的0.45倍（$P<0.001$）；有债务患者家庭相比无债务患者，其家庭自付总费用升高1.47倍（$P<0.001$）。随着住院时间增加，患者家庭自付总费用上升，住院1个月内的患者相对未住院患者，自付总费用升高7.57倍；住院2个月内的患者相对未住院患者，自付总费用升高8.60倍；住院2个月及以上的患者相对未住院患者，自付总费用升高10.92倍。每千人床位数增加1个单位，患者家庭自付总费用升高1.16倍。两水平线性回归模型多因素分析结果详见表2-25。

表2-25 两水平线性回归模型MDR-TB自付总费用多因素分析结果

因素	参数	估计值	标准误差	t值	P值
固定效应	β_0	9.453	0.413	22.877	<0.001
婚姻状况	未婚	-0.077	0.112	-0.684	0.494
	离异/丧偶	-0.789	0.199	-3.970	<0.001
医保类型	新农合	0.028	0.240	0.115	0.909
	城镇居民医保	0.008	0.241	0.032	0.975
	职工医保	-0.092	0.232	-0.395	0.693
	其他医保	0.151	0.285	0.530	0.596
经济状况	债务	0.385	0.094	4.114	<0.001
	感觉经济困难	-0.116	0.096	-1.214	0.225

续上表

因素	参数	估计值	标准误差	t 值	P 值
健康状况	慢性病	0.161	0.090	1.775	0.076
住院时间	1月	0.838	0.111	7.572	<0.001
	2月	1.256	0.146	8.601	<0.001
	2月以上	1.871	0.171	10.920	<0.001
地区医疗水平	床位数（1张/1000人）	0.148	0.076	1.964	0.050
随机效应	$\sigma_{u_n}^2$（水平2）	0.029	0.170	—	—
	$\sigma_{e_n}^2$（水平1）	0.640	0.800	—	—

三、讨论

我国是世界卫生组织公布的全球30个结核病高负担国家之一，由于MDR-TB患者排菌时间持续较长，导致MDR-TB患者成为重要的传染源，从而使疾病负担加重。本研究结果提示，MDR-TB治疗整个过程中人均自付总费用较高，经济负担较重。婚姻状况、经济状况、住院时间以及各地（市）的床位数等因素影响患者自付总费用支出情况。

广东省MDR-TB治疗整个过程中例均自付总费用为86 937.25元，WHO报道全球例均MDR/RR-TB中位数花费为3 868美元，约24 640人民币。广东省的例均MDR-TB治疗总费用高于自付总费用，远高于WHO报道的经济负担，提示广东省的MDR-TB经济负担较重。最新报道的广州市MDR-TB家庭直接经济负担132 677.3元，高于本次调查研究。可能原因是调查对象收集时间不一致。随着MDR-TB诊疗指南的更新，2018年WHO推荐利奈唑胺作为抗结核治疗药物后，MDR-TB患者治疗费用随之提高。邝浩斌和叶家利的MDR-TB研究提示MDR-TB患者治疗费用相对较高，主要由于多数患者使用了新的治疗药物，如莫西沙星、氯法齐明等，这些药物价格昂贵。本次调查地（市）包括经济相对欠发达的清远和茂名，该类地区的《耐多药肺结核临床路径》常常采用常规疗法，较少使用新药，使得 MDR－TB 患者治疗费用整体低于目前广州市相关调查结果。最后，由于本次调查属于回顾性研究，回忆偏移无法避免。本次调查于 2021 年 1 月开展，调查对象为 2018 年和 2019 年接受治疗的 MDR－TB 患者，患者从出现症状到确诊为结核这部分医疗票据、费用记录不全，存在缺失，可能导致费用低估。

调查结果显示，在自付的直接经济负担中，其中直接医疗费用占自付总费用的 92.49%，提示直接医疗费用是主要经济负担，这与国内外研究结论一致。首先不同地市对不同医保类型报销比例不一致，如广州市户籍患者住院期间减免诊疗费用，且 MDR－TB 纳入门特诊，报销比例较高，特困患者二类门诊和住院可享受医疗救助；东莞户籍 MDR－TB 纳入门特诊，报销比例为 75%；佛山市居民特定门诊报销比例为 70%。江门市的职工医保报销比例可达 70% 以上，但城乡居民医保报销比例仅为 40%；惠州门诊报销职工医保比例为 90%，但城乡居民医保仅为 50% 等。其次，MDR－TB 患者治疗时间较长，常规 2 个月的住院治疗后，还需要长时间的门诊随访，总疗程至少 2 年。同时 MDR－TB 治疗常需联合服用多种抗结核药物，易导致肝、肾损伤等副反应。患者在治疗过程中常需购买辅助治疗药物以应对相关不良反应，此部分医疗费用不属于结核病报销范畴，是导致直接医疗费用负担较重的重要原因。最后，MDR－TB 报销比例和部分减免政策仅覆盖户籍人口。由于广东省的经济发展不平衡，MDR－TB 诊疗水平不一，而优质的医疗机构和医生主要集中在珠三角地区，其他地区患者不得不异地就医，但异地就医的 MDR－TB 患者无法享受当地的减免，同时医保报销比例也降低。邝浩斌和叶家利等指出非户籍的 MDR－TB 患者费用高达 10.02 万元，远远高于本地户籍居民。

本次调查的直接非医疗负担均值为 30 991.8 元，其中营养费用占直接非医疗费用的 36.87%，高于其他研究。交通费用占直接非医疗费用比例为 30.62%；食宿费用占直接非医疗费用比例为 24.54%；陪护费用最低，仅占直接非医疗费用比例的 7.98%。由于定点医疗机构均在市区，多数患者需要乘坐交通工具进行治疗或复查；同时上述提到，由于医疗资源集中在珠三角地区，异地就医患者需要住宿。因此食宿费是直接非医疗负担的重要部分。

本研究基于生态系统理论模型，从患者层面和地（市）层面综合考虑对 MDR-TB 自付总费用的影响，采用两水平线性回归模型进行自付总费用相关影响因素探索。本研究结果提示，离异/丧偶患者家庭自付总费用相对未婚患者，其家庭自付总费用降低。有债务患者家庭经济状况不佳，但其自付总费用支出相对无债务患者较高。研究证实患者家庭经济水平是影响患者经济负担的重要因素。家庭经济困难是导致就诊延迟的重要因素，患者因为经济原因往往选择拖延治疗，影响了 MDR-TB 的早期诊断，直接影响治疗效果，延长了治疗周期，提高了不良反应率，从而使得自付总费用负担加重，形成恶性循环。而随着住院时间增加，患者家庭自付总费用也随之上升。在国内普通结核中也发现了类似现象，即住院是影响患者经济负担的重要因素。尽管部分诊疗费用只有住院才能报销，但研究提示可能因为患者的病情较重，或并发症较多，延长了住院时间，从而增加直接医疗费用。同时，长时间的住院也增加了间接经济负担，从而增加了直接非医疗费用。研究提示地区每千人床位数增加 1 个单位，患者家庭自付总费用提高 1.16 倍。这与吕承菲的研究结果一致。床位数是衡量国家卫生资源和服务能力的核心要素，反映定点医疗机构的规模。每千人床位数越高的地区，提示当地医疗服务能力增强，吸引外地患者、病情严重者异地就医比例增加。

四、结论

综上所述，广东省 MDR-TB 患者经济负担重，直接医疗费用是造成患者经济负担严重的主要因素。MDR-TB 治疗整个过程中，人均自付总费用均值为 86 937.25 元，中位数为 58 360.02 元；省内各地政府应扩大对 MDR-TB 患者医疗费用的政策报销比例和范围，尤其是异地就诊患者医保报销比例。

第三章

广东省结核病菌株耐药性基线及监测结果

了解结核病菌的菌种及其耐药性的分布特征，对结核病流行及防控有着重要的影响。同时，结核病菌株耐药性基线水平的调查，也是结核病本底情况的重要组成部分。本章根据近10年省内耐药监测的信息数据进行整理与分析，总结了广东省结核病流行的主要菌种及耐药谱，为本省结核病防治工作提供重要的病原学上的指导性依据。

结核病耐药监测任务需及时了解、动态评估本省耐药结核病变化趋势，为制定和完善结核病防控措施提供科学依据。

广东省结核病耐药性监测报告结果显示，近年来广东省结核病的总耐药率呈逐步升高趋势。其中，珠三角地区总耐药率低于粤东西北地区，珠三角地区总耐多药率高于粤东西北地区，复治病例的总耐药率和总耐多药率均高于初治病例。2020年耐药监测结果显示，广东省结核病总耐药率为27.28%，总耐多药率为3.76%。

广东省结核病菌株基因型实验研究结果显示，广东省结核杆菌主要为北京基因型L2.2。珠三角地区北京家族菌株比例最高，粤东地区最低。这可能与广东省珠三角地区经济交流活跃和人口流动频繁而粤东地区经济欠发达、人口流动少等因素相关。国内相关研究提示，北京家族菌株是我国最常见的亚型，其致病力强且具有很强的传播能力，人体感染后可迅速发展为活动性肺结核。

广东省广州地区分枝杆菌菌种鉴定研究结果显示，广州地区非结核分枝杆菌（NTM）的检出率处于逐年上升状态。多年来，NTM菌种处于以龟-脓肿分枝杆菌、鸟-胞内分枝杆菌和堪萨斯分枝杆菌为主的稳定状态，中老年患者易感，女性人群应重点关注。

因此，广东省开展了多次结核病耐药情况调查。自2013年起，广东省每年持续开展覆盖全省32个监测点的结核病耐药性监测工作，监测结果反映了全省结核病耐药的基本情况，并为广东省制定和完善更具针对性的防控措施提供了科学依据。

第一节　2009—2010年广东省结核病耐药性基线调查

广东省于2009—2010年开展了"广东省结核病耐药基线调查"。该次调查从调查问卷到菌株的药敏检测均严格参照全国结核病耐药性基线调查的相关标准和方法，保证了调查质量和结果的科学性。基线调查共设30个县（区）作为调查点，每个调查点纳入初治涂阳患者49例，复治涂阳患者28例，最终实际共纳入1 699例临床分离菌株进行药敏检测。在药敏检测中，引入4种一线抗结核药物和二线药物氧氟沙星、卡那霉素，调查药物种类达到6种，是继1998年广东省参加WHO结核病耐药监测项目以来，规模最大、内容最全面的一次结核病耐药性调查。

一、肺结核患者纳入情况

截至调查结束，广东省共纳入肺结核患者2 023例，其中初治涂阳肺结核患者1 455例，复治涂阳肺结核患者568例。因菌株污染、培养阴性或传代不成功而无法进行耐药分析的占13.8%，最终纳入耐药分析1 699例，包括男性1 268例，女性431例，平均年龄（46.4±17.6）岁，见表3-1。

表3-1　不同类型涂阳肺结核病例纳入情况

类型	应纳入患者/例	实际纳入患者/例	纳入耐药患者/例（占比/%）	非结合分枝杆菌患者/例（占比/%）	菌株污染、培养阴性或传代不成功患者/例（占比/%）
初治涂阳	1 456	1 455	1 224（84.1）	28（1.9）	203（14.0）
复治涂阳	819	568	475（83.6）	17（3.0）	76（13.4）
合计	2 275	2 023	1 699（84.0）	45（2.2）	279（13.8）

二、各类耐药情况监测结果

耐药监测中的药物敏感性试验采用比例法，检测药物包括6种：利福平（R）、异烟肼（H）、链霉素（S）、乙胺丁醇（E）、氧氟沙星（OFX）和卡那霉素（KM）。本次耐药基线调查根据耐药谱情况，将耐药分为3类：单耐药（对1种抗结核药物耐药）、多耐药（对2种或2种以上抗结核药物耐药，同时对异烟肼和利福平耐药者除外）、耐多药（至少对异烟肼和利福平耐药），其中耐多药含广泛耐药（XDR-TB，在耐多药的基础上，对任意一种氟喹诺酮类药物及3种注射剂中任意一种耐药）。

调查结果显示，调查菌株中总耐药率为16.4%，复治涂阳总的耐药率高于初治涂阳总耐药率（$\chi^2=17.9$，$P<0.01$）。总耐多药率达到4.9%，其中复治耐多药率显著高于初治耐多药率（$\chi^2=13.6$，$P<0.01$）。本次调查共计发现广泛耐药24例，其中23例对本次调查所有6种药物耐药，复治广泛耐药率略高于初治患者（$\chi^2=2.3$，$P=0.13$）。总的耐药发生率和年龄呈正相关（$r=0.71$，$P<0.01$），性别组间差异无统计学意义（$\chi^2=0.9$，$P=0.35$）。各耐药类型患者平均年龄差异无统计学意义（$F=2.3$，$P=0.08$），见表3-2。

本次调查中，纳入样本对不同药物的总体耐药情况分析如下：初治涂阳患者中，不同药物出现耐药的频率顺序由高到低依次为：S、H、R、E、OFX、KM。复治涂阳患者中，对H的耐药率为最高，其后依次为S、R、E、OFX、KM。总耐药率最高的药物为S，达到10.7%。对二线抗结核药物OFX和KM的耐药率分别达到3.6%和2.1%。与初治涂阳组相比，复治涂阳组中对H（$\chi^2=22.3$，$P<0.01$）、R（$\chi^2=22.3$，$P<0.01$）、E（$\chi^2=7.5$，$P<0.01$）耐药较高；对S（$\chi^2=3.3$，$P=0.07$）、KM（$\chi^2=1.2$，$P=0.27$）、OFX（$\chi^2=2.7$，$P=0.10$）等药物耐药率，复治涂阳组虽然略高，但差异无统计学意义，见表3-3。

表3-2 不同耐药类型在初治与复治涂阳患者中的总体情况

耐药类型	性别年龄		初治涂阳（1 224例）		复治涂阳（475例）		合计（1 699例）	
			例数	涂阳率/%	例数	涂阳率/%	例数	涂阳率/%
单耐药			80	6.5	46	9.7	126	7.4
	性别	男（897例）	59	6.6	30	8.1	89	7.0
		女（327例）	21	6.4	16	15.4	37	8.6
	年龄（岁）	0—（66例）	4	6.1	0	0.0	4	5.7
		20—（449例）	23	5.1	11	9.1	34	5.9
		40—（442例）	35	7.9	17	9.0	52	8.2
		60—（267例）	18	6.7	18	11.2	36	8.4
多耐药			48	3.9	22	4.6	70	4.1
	性别	男（897例）	32	3.6	19	5.1	51	4.0
		女（327例）	16	4.9	3	2.9	19	4.4
	年龄（岁）	0—（66例）	3	4.6	0	0	3	4.3
		20—（449例）	16	3.6	6	4.9	22	3.9
		40—（442例）	15	3.4	7	3.7	22	3.5
		60—（267例）	14	5.2	9	5.6	23	5.4
耐多药（含广泛耐药）			44 (14)	3.6 (1.1)	39 (10)	8.2 (2.1)	83 (24)	4.9 (1.4)
	性别	男（897例）	35 (8)	3.9 (0.9)	27 (8)	7.3 (2.2)	62 (16)	4.9 (1.3)
		女（327例）	9 (6)	2.8 (1.8)	12 (2)	11.5 (1.9)	21 (8)	4.9 (1.9)

续上表

耐药类型	性别年龄	初治涂阳（1 224 例）		复治涂阳（475 例）		合计（1 699 例）	
		例数	涂阳率/%	例数	涂阳率/%	例数	涂阳率/%
年龄（岁）	0—（66 例）	2 (0)	3.0 (0.0)	0 (0)	0 (0)	2 (0)	2.9 (0.0)
	20—（449 例）	11 (5)	2.5 (1.1)	9 (2)	7.4 (1.7)	20 (7)	3.5 (1.2)
	40—（442 例）	19 (5)	4.3 (1.1)	16 (3)	8.5 (1.6)	35 (8)	5.5 (1.3)
	60—（267 例）	12 (4)	4.5 (1.5)	14 (5)	8.7 (3.1)	26 (9)	6.1 (2.1)
总计		172	14.1	107	22.5	279	16.4

表 3-3 不同药物在初治与复治涂阳患者中的耐药情况

药品	初治涂阳（1 224 例）		复治涂阳（475 例）		合计（1 699 例）	
	耐药例数	耐药率/%	耐药例数	耐药率/%	耐药例数	耐药率/%
任何耐 H	93	7.6	72	15.2	165	9.7
任何耐 R	59	4.8	53	11.2	112	6.6
任何耐 E	41	3.3	30	6.3	71	4.2
任何耐 S	120	9.8	61	12.8	181	10.7
任何耐 KM	23	1.9	13	2.7	36	2.1
任何耐 OFX	39	3.2	23	4.8	62	3.6

通过整理得到调查菌株对 6 种药物的耐药谱。共计有 36 种耐药谱型，包括：单耐药 5 种、多耐药 19 种、耐多药 12 种。单耐药中以 S（53.2%）和 H（31.7%）耐药为主；多耐药中以同时对 H 和 S 耐药最常见，达到

38.6%；在83例耐多药中，共计有24例广泛耐药，占耐多药的28.9%，其中23例对全部6种调查药物耐药，在耐多药耐药谱出现频率最高，达到27.7%，仅对H和R同时耐药者以24.1%位居其次，见表3-4。

表3-4 不同耐药类型在初治与复治涂阳患者中的耐药谱

耐药分类	药物种类	初治涂阳 耐药例数	初治涂阳 构成比/%	复治涂阳 耐药例数	复治涂阳 构成比/%	合计 耐药例数	合计 构成比/%
单耐药	H	18	22.5	22	47.8	40	31.7
	R	6	7.5	4	8.7	10	7.9
	E	0	0.0	1	2.2	1	0.8
	S	48	60.0	19	41.3	67	53.2
	KM	0	0.0	0	0.0	0	0.0
	OFX	8	10.0	0	0.0	8	6.3
小计		80.0	100.0	46	100.0	126	100.0
多耐药	H+E	1	2.1	1	4.5	2	2.9
	H+S	19	39.6	8	36.4	27	38.6
	H+OFX	2	4.2	0	0.0	2	2.9
	H+KM	1	2.1	0	0.0	1	1.4
	R+E	0	0.0	2	9.1	2	2.9
	R+S	5	10.4	4	18.2	9	12.9
	R+OFX	0	0.0	1	4.5	1	1.4
	E+S	4	8.3	0	0.0	4	5.7
	S+OFX	1	2.1	1	4.5	2	2.9
	S+KM	3	6.3	0	0.0	3	4.3
	H+S+E	1	2.1	1	4.5	2	2.9
	H+S+OFX	4	8.3	0	0.0	4	5.7

续上表

耐药分类	药物种类	初治涂阳 耐药例数	初治涂阳 构成比/%	复治涂阳 耐药例数	复治涂阳 构成比/%	合计 耐药例数	合计 构成比/%
多耐药	H + S + KM	0	0.0	1	4.5	1	1.4
	R + S + OFX	1	2.1	1	4.5	2	2.9
	R + E + S	3	6.3	1	4.5	4	5.7
	H + E + S + OFX	1	2.1	0	0.0	1	1.4
	H + E + S + KM	1	2.1	0	0.0	1	1.4
	H + S + KM + OFX	1	2.1	0	0.0	1	1.4
	R + S + KM + OFX	0	0.0	1	4.5	1	1.4
小计		48	100.0	22	100.0	70	100.0
耐多药（含广泛耐药）	HR	12	27.3	8	20.5	20	24.1
	HR + E	2	4.5	3	7.7	5	6.0
	HR + S	0	0.0	4	10.3	4	4.8
	HR + OFX	0	0.0	2	5.1	2	2.4
	HR + E + S	6	13.6	4	10.3	10	12.0
	HR + E + OFX	1	2.3	2	5.1	3	3.6
	HR + S + OFX	1	2.3	1	2.6	2	2.4
	HR + S + K	1	2.3	0	0.0	1	1.2
	HR + S + E + OFX	5	11.4	4	10.3	9	10.8
	HR + S + E + K	2	4.5	1	2.6	3	3.6
	HR + OFX + K + E	1	2.3	0	0.0	1	1.2
	HR + S + OFX + K + E	13	29.5	10	25.6	23	27.7
小计		44	100.0	39	100.0	83	100.0

三、与1998年全省耐药监测结果的比较

本次调查（2009—2010年）以涂阳肺结核患者总耐药率（含原发、继发）、耐多药率（含原发、继发）为耐药结核病疫情的指标。调查显示，2009年广东省涂阳肺结核患者总耐药率和耐多药率分别为16.4%、4.9%，均低于1998年广东省耐药监测水平（分别为19.6%和6.4%），总耐药率和总耐多药率分别在原基础下降16.3%和23.4%，见表3-5。

表3-5 2009年广东省耐药基线调查与1998年广东省耐药监测结果比较

药品	检测数/例		总耐药病例数（总耐药率/%）			耐多药病例数（耐多药率/%）		
	初治	复治	原发	继发	合计	原发	继发	合计
1998	1482	166	18.0 (267)	33.7 (56)	19.6 (323)	5.3 (7.9)	15.7 (26)	6.4 (105)
2009	1224	475	14.1 (172)	22.5 (107)	16.4 (279)	3.6 (44)	8.2 (39)	4.9 (83)
χ^2 值	7.5	28.3	5.5	4.3	5.3	3.2	—	—
P 值	<0.01	<0.01	<0.05	<0.05	<0.05	=0.08		

四、广东省耐药监测基线调查结果的分析

据此次基线调查结果估算，参考2010年全省登记涂阳肺结核患者数（初治35 991例，复治4 200例），广东省每年将产生耐药结核病6 591 (5 908～7 315)例，包括原发耐药5 075 (4 355～5 759)例、继发耐药945 (790～1 105)例；产生耐多药结核病1 969 (1 567～2 371)例，包括原发耐多药1 296 (936～1 655)例、继发耐多药344 (239～424)例。

由此可见，通过现代结核病控制策略的实施和不断发展，广东省耐药结核病疫情较1998年减轻，低于当时全国耐药水平。但由于患者基数大，耐药、耐多药患者绝对数较大，广东省仍然面临耐药、耐多药结核病的严峻挑战。

第二节 2013—2020年广东省结核病耐药性监测报告

为进一步加强全省耐药结核病防控工作，完善全省结核病实验室监测网络建设，及时了解全省耐药结核病的变化趋势，广东省自2013年开始至今持续开展了覆盖全省32个监测点（见表3-6）的结核病耐药性监测工作。通过收集汇总并分析相关资料，包括纳入病例的调查问卷、实验室检测结果等信息，评价本省耐药结核病的流行状况及其动态变化，探讨结核病耐药性产生的影响因素，为全省结核病防治规划的制定提供科学依据。在结核病耐药性监测工作实施过程中，选定了具有代表性的32个耐药监测点，按照统一的标准和要求纳入病例，采集患者的基本信息等资料，并对纳入病例采集痰标本进行涂片及培养检测，针对培阳菌株开展9种抗结核药物敏感性试验及PNB（对硝基苯甲酸）初步菌群鉴定，获得耐药率和耐药谱数据，分析结核病耐药性产生的影响因素等。

一、肺结核患者纳入情况

广东省在2013—2020年持续进行了结核病耐药性监测。在此期间，纳入病例类型不一样，其中2013年每个监测点纳入初治涂阳44例，复治涂阳17例，首例初治涂阳至第44例初治涂阳期间的所有初治涂阳病例均被纳入；2014—2015年纳入的是新登记涂阳病例；2016—2020年纳入的是新登记活动性肺结核病例。8年间共计纳入活动性肺结核病例106 771例，共获得结核分枝杆菌分离株39 794例，其中初治36 278例，复治3 556例。各年份具体纳入病例及分离菌株数情况见表3-7。

表3-6 广东省结核病耐药性监测点名称及代码

市名称	县区名称	市代码	监测点代码
广州市	越秀区	01	011
	增城区	01	012（192*）
	番禺区	01	013
韶关市	南雄市	02	021
	仁化县	02	022（191*）
珠海市	斗门区	03	031
汕头市	潮阳区	04	041
佛山市	禅城区	05	051
江门市	台山市	06	061
湛江市	市辖区	07	071
	遂溪县	07	072
	雷州市	07	073
茂名市	信宜市	08	081
	高州市	08	082
	电白区	08	083
云浮市	罗定市	09	091（193*）
肇庆市	广宁县	10	101
惠州市	惠城区	11	111
梅州市	梅江区	12	121
	五华县	12	122
汕尾市	汕尾城区	13	131
河源市	源城区	14	141
	连平县	14	142
阳江市	阳西县	15	151

续上表

市名称	县区名称	市代码	监测点代码
清远市	英德市	16	161
东莞市	东莞市	17	171
中山市	中山市	18	181
潮州市	潮安区	19	191（194*）
揭阳市	揭西县	20	201
	普宁市	20	202
深圳市	宝安区	21	211
顺德区	顺德区	22	221

注：*括号为国家点监测代码。

表3-7 2013—2020年耐药监测纳入病例及分离菌株情况

监测年份	纳入数	分离菌株数	初治菌株数	复治菌株数	敏感数	耐药数
2013	5 143	1 783	1 476	307	1 471	312
2014	3 363	2 788	2 535	253	2 050	738
2015	5 414	4 827	4 387	440	3 721	1 106
2016	19 102	5 937	5 506	431	4 341	1 596
2017	21 113	6 859	6 281	578	5 014	1 845
2018	19 829	5 698	5 136	562	4 087	1 611
2019	18 607	6 205	5 714	491	4 690	1 515
2020	14 200	5 697	5 203	494	4 143	1 554
合计	106 771	39 794	36 238	3 556	29 517	10 277

二、各类耐药情况年度监测结果

2013—2020 年共纳入 106 771 例结核病患者，对纳入病例分离培养阳性菌株进行 9 种抗结核药物（见表 3-8）药敏试验及 PNB 初步菌群鉴定，共获得 39 794 株结核分枝杆菌复合群菌株，其中敏感株 29 517 株，耐药株 10 277 株，总耐药率为 25.8%。各年的耐药情况见表 3-9。

表 3-8 广东省结核病耐药监测药物种类及临界浓度（比例法）

药物（英文缩写）	罗氏培养基药物浓度 /($\mu g \cdot mL^{-1}$)	液体培养基药物浓度 /($\mu g \cdot mL^{-1}$)
异烟肼（H）	0.2	0.1
利福平（R）	40.0	1.0
乙胺丁醇（E）	2.0	5.0
链霉素（S）	4.0	1.0
卡那霉素（KM）	30.0	2.5
氧氟沙星（OFX）	4.0	2.0
对氨基水杨酸（PAS）	1.0	—
阿米卡星（AK）	30.0	1.0
卷曲霉素（CPM）	40.0	2.5

表 3-9 2013—2020 年结核病患者的分离菌株耐药谱情况

类型总耐药率	耐药率/%							
	2013 年	2014 年	2015 年	2016 年	2017 年	2018 年	2019 年	2020 年
总耐药率	17.50	26.50	22.90	27.00	26.90	28.30	24.40	27.30
初治耐药率	15.20	25.40	20.60	26.00	25.70	27.70	23.90	26.50
复治耐药率	28.80	37.20	45.70	39.00	39.60	33.60	30.30	35.00

续上表

类型总耐药率	耐药率/%							
	2013年	2014年	2015年	2016年	2017年	2018年	2019年	2020年
耐多药率	4.20	4.60	4.10	3.40	2.60	2.90	3.50	3.80
初治耐药率	2.50	3.60	2.76	2.60	2.10	2.60	2.80	3.20
复治耐药率	12.40	14.20	16.70	13.00	14.20	6.50	10.60	9.50
广泛耐多药	0.20	0.61	0.29	0.22	0.19	0.25	0.22	0.35
初治广泛耐药率	0.14	0.43	0.18	0.18	0.16	0.21	0.16	0.29
复治广泛耐药率	0.98	2.40	1.34	0.70	0.50	0.54	0.78	1.00
总单耐药率	10.38	14.60	12.95	15.90	16.00	16.50	15.00	15.90
初治单耐药率	9.60	14.60	12.36	15.70	15.98	16.90	15.10	16.00
复治单耐药率	14.10	14.20	18.70	18.10	16.40	16.50	14.10	14.80
总多耐药率	2.81	7.00	5.90	7.60	7.71	8.80	6.00	7.60
初治总耐药率	2.85	6.90	5.53	7.45	7.59	8.60	5.90	6.70
复治多耐药率	2.60	7.91	8.62	9.51	9.00	10.67	6.50	10.73

三、耐药性结核疫情流行趋势

（一）时间分布

本次耐药监测（2013—2020年）根据耐药谱情况，将耐药类型分为5类：总耐药、单耐药、多耐药、耐多药、广泛耐药。各年的总耐药率分别为17.50%、26.50%、22.90%、27.00%、26.90%、28.30%、24.40%、27.30%；各年总单耐药率分别为10.38%、14.60%、12.95%、15.90%、16.00%、16.50%、15.00%、15.90%；各年总多耐药率分别为2.81%、7.00%、5.90%、7.60%、7.71%、8.80%、6.00%、7.60%；各年总耐多药率分别为4.20%、4.60%、4.10%、3.40%、2.60%、2.90%、3.50%、

3.80%。各年总广泛耐多药率分别为 0.20%、0.61%、0.29%、0.22%、0.19%、0.25%、0.22%、0.35%。具体如图 3-1 所示。

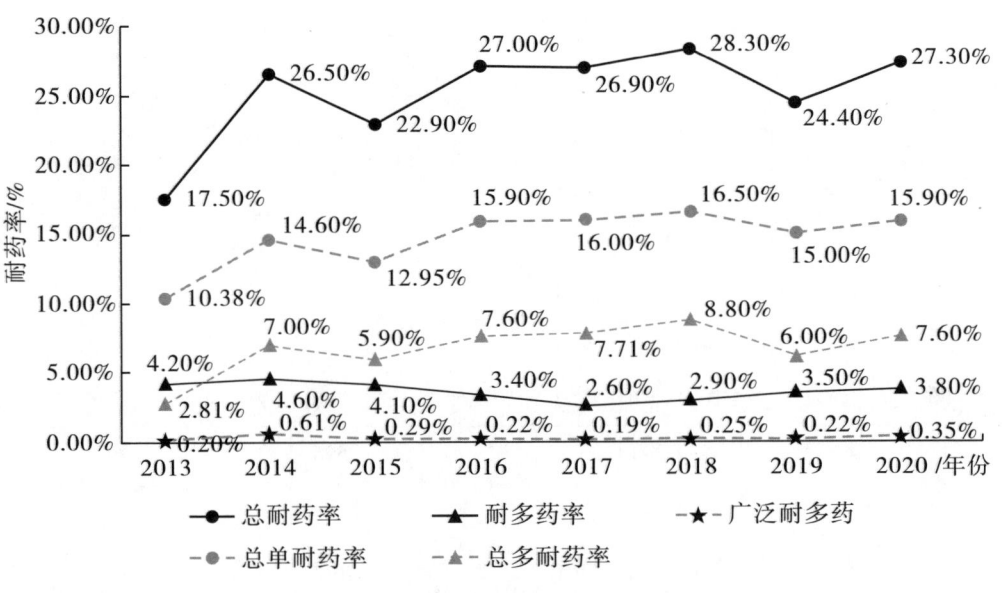

图 3-1 2013—2020 年耐药监测情况

（二）地区及人群分布

2013—2020 年纳入病例标准一致，均纳入新登记的活动性病例，其分析结果如下：

菌株的总耐药率和总耐多药率在不同性别间差异无统计学意义；不同年龄间差异有统计学意义：20—、40—岁的年龄分别与 60 岁以上的比较结果显示，20—、40—岁龄的研究对象中，总耐药率和总耐多药率（26.8%、3.7% 及 28.0%、3.7%）均高于 60 岁以上的（25.0%、2.6%）；不同地区之间总耐药率的差异有统计学意义，珠三角地区低于粤东西北地区，不同地区之间总耐多药率的差异有统计学意义，珠三角地区高于粤东西北地区；不同治疗类型总耐药率和总耐多药率复治均高于初治病例，具体见表 3-10。

表3-10 不同人群特征及地区耐药情况比较

不同特征		株数	总耐药				耐多药			
			株数	耐药率/%	χ^2值	$P<0.05$	株数	耐药率/%	χ^2值	$P<0.05$
性别	男	22 373	6 005	26.8	0.369 4	0.543 3	759	3.4	0.495 8	0.481 4
	女	7 988	2 116	26.5			255	3.2		
年龄	0—	1 355	356	26.3	19.16	0.000 3	30	2.2	18.52	0.000 3
	20—	10 978	2 947	26.8			403	3.7		
	40—	10 523	2 942	28.0			387	3.7		
	>60	7 510	1 881	25.0			194	2.6		
地区	珠三角	16 704	4 380	26.2	5.261	0.021 8	596	3.6	10.94	0.000 9
	粤东西北	13 657	3 741	27.4			418	3.1		
治疗分类	初治	27 820	7 212	25.9	104.7	<0.000 1	739	2.7	296.4	<0.000 1
	复治	2 576	908	35.2			275	10.7		
总计		30 361	—	—	—	—	1 014	—	—	—

（三）2016年和2020年广东省耐药流行特征

对2016年、2020年广东省耐药情况进行统计，2016年的5 937株分离株的总耐药率为26.90%（1 597/5 937），耐多药率为3.39%（201/5 937）。总耐药率与耐多药率在不同性别、年龄中的差异均无统计学意义（$P>0.05$）；在地区分布上，总耐药率亦无统计学差异（$P>0.05$），耐多药率则表现为珠三角地区（3.94%）高于粤东西北地区（2.57%）（$P=0.000\ 6$）。复治患者总耐药率及耐多药率（39.21%及13.23%）均高于初治患者（25.92%及2.62%），差异有统计学意义（$P<0.000\ 1$），见表3-11。

表3-11 2016年不同社会学特征来源患者5 937株结核分支杆菌临床分离株的耐药情况

不同特征	总株数	总耐药（5 937株）				耐多药（201株）			
		株数	耐药率/%	χ^2值	P值	株数	耐药率/%	χ^2值	P值
性别				0.408	0.523			0.101	0.751
男性	4 352	1 161	26.68			148	3.40		
女性	1 585	436	27.51			53	3.34		
年龄组（岁）				1.406	0.704			6.367	0.095
≤19	245	61	24.90			3	1.22		
20—39	2 255	608	26.96			77	3.41		
40—59	2 104	580	27.57			84	3.99		
≥60	1 333	348	26.11			37	2.78		
地区				1.678	0.195			11.65	0.000 6
珠三角	3 527	927	26.28			139	3.94		
粤东西北	2 410	670	27.80			62	2.57		
治疗分类				35.94	<0.001			76.69	<0.000 1
初治	5 506	1 428	25.92			144	2.62		
复治	431	169	39.21			57	13.23		

2020年的5 697株分离株的总耐药率为26.90%（1 597/5 937），耐多药率为3.39%（201/5 937），均高于2016年的水平。总耐药率与耐多药率在不同性别上的差异均无统计学意义（$P>0.05$）；在年龄及地区分布上，总耐药率亦无统计学差异（$P>0.05$）；耐多药率则表现为珠三角地区（4.89%）高于粤东西北地区（2.47%）（$P<0.000 1$），且不同年龄段之间存在统计学差异（$P<0.003$）；复治患者总耐药率（35.02%）及耐多药率（9.51%）均高于初治患者（26.54%及3.21%），差异有统计学意义（$P<$

0.000 1)。见表 3-12。

表 3-12 2020 年 5 697 株结核分支杆菌的不同社会学特征耐药情况

不同特征	总株数	总耐药（5 697 株）				耐多药（214 株）			
		株数	耐药率/%	χ^2 值	P 值	株数	耐药率/%	χ^2 值	P 值
性别				1.249	0.264			1.25	0.264
男性	4 177	1 156	27.68			164	3.93		
女性	1 520	398	26.18			50	3.29		
年龄组（岁）				5.17	0.160			13.92	0.003
≤19	228	61	26.75			5	2.19		
20—39	1 971	529	26.84			94	4.77		
40—59	1 957	568	29.02			76	3.88		
≥60	1 541	396	25.70			39	2.53		
地区				0.035	0.852			25.13	0.000 1
珠三角	3 024	828	27.38			148	4.89		
粤东西北	2 673	726	27.16			66	2.47		
治疗分类				16.35	0.001			29.42	0.000 1
初治	5 203	1 381	26.54			167	3.21		
复治	494	173	35.02			47	9.51		

第三节　广东省结核分枝杆菌谱系分布

目前，结核分枝杆菌（MTB）有九种人类适应谱系。结核病的传播受到人类迁移和宿主遗传因素的强烈影响，其在广东省的详细谱系分布演变尚不清楚。通过对全省2016—2019年的710株临床分离株进行全基因组测序分析，我们确定了不同的亚系在广东省的分布特征。

一、广东省结核分枝杆菌谱系分布基本分析

全基因组测序数据显示，广东省结核杆菌主要分为三个主谱系：L1型、L2型和L4型，其中，L2谱系是广东省结核杆菌最主要的类型，在710株分离株中，L2型菌株有499株（70.28%），其次为L4型157株（22.11%），L1型较少，21株（2.96%）。进一步分型发现，L2型菌株绝大多数为北京基因型L2.2（98.40%），L4型菌株则主要包含L4.2（12.74%）、L4.4.2（40.76%）和L4.5（38.85%），见表3-13。

表3-13　广东省结核分枝杆菌主谱系组成

谱系	菌株数	百分比/%
L1	21	2.96
L2	499	70.28
L4	157	22.11
L2；L4	12	1.69

二、不同地域结核分枝杆菌谱系分析

广东各地域的亚系分布也各不相同，主要差异在于L1型菌株分布。由

表 3-14 可见，L2 型是每个地区的主谱系菌株，其次是 L4 型菌株。L1 型菌株主要分布在粤东地区，在该地区所有类型结核菌株中，约占 12.20%，而其他三个地区的 L1 型菌株占比均不足 2%。

表 3-14　广东省结核分枝杆菌主谱系的地区分布

谱系	地区百分比/%			
	珠三角	粤东	粤西	粤北
L1	1.22	12.20	0.84	0
L2	75.43	67.48	73.11	68.42
L4	22.14	19.51	21.01	28.07
L2；L4	0	0	3.36	1.79

三、不同耐药型结核分枝杆菌谱系分析

按是否耐药区分，发现广东省的结核菌株亚型组成也有所不同。本次测序共纳入药物敏感菌株 223 株，耐多药菌株 199 株，对亚型进行分析发现，相较于药物敏感型菌株，耐多药菌株中 L2 型占比更多，达到 87.44%，耐多药菌株中 L4 型菌株相对较少，约占 9.55%（见表 3-15）。

表 3-15　广东省敏感型结核分枝杆菌和耐多药菌株主谱系组成

谱系	耐药型百分比/%	
	药物敏感	耐多药
L1	4.04	1.51
L2	66.37	87.44
L4	27.80	9.55
L2；L4	1.79	1.51

第四节　广州地区非结核分枝杆菌临床分离株菌种鉴定结果报告

非结核分枝杆菌（nontuberculous mycobacteria，NTM）的新菌种不断被发现，目前已逾200种。NTM病的发病率和流行率在全球范围内不断上升，且分离率及菌种分布呈现明显的国家和地区差异。我国幅员辽阔，气候条件差异明显，NTM分布呈现明显的地域区别，其在潮热地带、沿海地区多见。广东省处于潮热及沿海地带，既往研究显示，广州市NTM菌种分离率明显高于全国平均水平，而且菌种分布与全国其他地区亦有区别。中国非结核分枝杆菌监测研究（CNTMS）的17家医院中对NTM肺病（nontuberculous mycobacterial pulmonary disease，NTM-PD）进行的前瞻性和全国性监测显示：中国约1/15的肺结核患者伴有非结核分枝杆菌感染，NTM-PD的比例表现出显著的地理多样性，从西北部的3.2%到南部的9.2%。胞内分枝杆菌最多，其次是脓肿分枝杆菌复合体。本研究对2018—2021年广州市胸科医院临床分离的NTM菌株进行菌种鉴定，对收治患者中NTM-PD流行情况进行了回顾性分析，以了解广东地区NTM的菌种分布及NTM-PD状况变化，为NTM-PD的防治提供参考依据。

一、资料与方法

（一）临床资料

收集2018—2021年广州市胸科医院住院及门诊就诊患者的痰液、支气管冲洗液、脓液、尿液、浆膜腔积液、脑脊液和穿刺物等标本进行分枝杆菌培养。

（二）研究方法

1. 细菌、试剂与仪器　结核分枝杆菌标准菌株 H37Rv 由国家结核病参比实验室提供。晶芯分枝杆菌菌种鉴定试剂盒（微阵列基因芯片法）、基因芯片检测平台及配套试剂、LuxScan－10K/B 微阵列芯片激光扫描仪均购自北京博奥生物有限公司；抗原检测试剂（胶体金法）购自杭州创新生物公司；PCR 扩增仪、高速离心机购自德国 Eppendorf 公司；分枝杆菌细胞破碎仪购自上海仁度公司。

2. 菌种鉴定方法　NTM 菌种鉴定方法：应用美国 BD 公司 BACTEC MGIT960 系统进行分枝杆菌培养；对培养所得的菌，应用晶芯分枝杆菌菌种鉴定试剂盒将培养菌鉴定至 17 个种或群：结核分枝杆菌复合群、龟－脓肿分枝杆菌复合群、胞内分枝杆菌、鸟分枝杆菌、堪萨斯分枝杆菌、戈登分枝杆菌、偶发分枝杆菌、海－溃疡分枝杆菌复合群、苏尔加－玛尔摩分枝杆菌复合群、蟾分枝杆菌、耻垢分枝杆菌、瘰疬分枝杆菌、浅黄分枝杆菌、土分枝杆菌、金色分枝杆菌、草分枝杆菌、不产色分枝杆菌。具体实验操作严格按仪器与试剂说明书进行。

3. 统计学方法　使用 SPSS 23.0 软件进行统计分析，计量资料以 $\bar{\chi} \pm S$ 表示，计量资料为偏态分布，采用"中位数（四分位数）[M（Q_1，Q_3）]"表示；计数资料以"百分率或构成比（%）"表示，组间差异的比较采用 χ^2 检验或 Fisher 确切概率法，两组间比较用 t 检验，以 $P < 0.05$ 为差异有统计学意义。

二、结果

（一）标本来源分布

对临床标本进行分枝杆菌培养，培养出阳性菌株后，需患者回院做检测。其中 18 501 株阳性菌采用基因芯片法进行菌种鉴定，共鉴定出结核分枝杆菌复合群11 512株，NTM 6 558株，无法分辨菌种431株；NTM菌株中，同一标本培养出2种以上混合菌种376株（2.03%）。临床标本来源主要为痰和支气管冲洗液，占94.71%（17 522/18 501），见表3-16。

表3-16　广州地区结核病临床标本来源分布

标本来源	株数及百分比/%		
	NTM	结核分枝杆菌复合群	培养阳性
痰	5 647（39.15）	8 401（58.25）	14 423
支气管冲洗液	779（25.13）	2 279（73.54）	3 099
脓液	53（21.99）	184（76.35）	241
组织块	35（27.34）	89（69.53）	128
血液	11（42.31）	14（53.85）	26
胸水	11（3.43）	310（96.57）	321
腹水	1（5.88）	16（94.12）	17
心包积液	0（0.00）	5（100.0）	5
脑脊液	0（0.00）	28（96.55）	29
胃液	0（0.00）	14（100.0）	14
大便	12（16.22）	61（82.43）	74
小便	7（7.95）	78（88.64）	88
咽拭子	2（15.38）	11（84.62）	13
白带	1（4.35）	22（95.65）	23
总计	6 558（35.45）	11 512（62.22）	18 501

注：*含无法分辨菌种431株。

（二）每年度NTM分离率与性别、年龄分布特点

临床上，一位患者常多次进行分枝杆菌培养检测，若同一病例有多次培养阳性与菌种/群鉴定结果，每年度则以1例计算，剔除重复后6 558株

NTM 共来自 4 336 例患者/年（跨年度患者有重叠）。不同年度 NTM 分离率、性别、年龄分布特点见表 3-17。

表 3-17 2018—2021 年间各年度 NTM 分离率与性别、年龄分布特点

	2018 年	2019 年	2020 年	2021 年	总计	χ^2 值或 Z 值	P 值
培养阳性/例	3 217	4 077	3 638	3 703	14 635	12.183	0.007
结核/例	2 273	2 847	2 510	2 472	10 102		
NTM/例	901	1 184	1 078	1 173	4 336		
未检出菌种/例	43	46	50	58	197		
NTM 病例分离率/%	28.01%	29.04%	29.63%	31.68%	29.63%	—	—
男女比例	1:1.176 (414:487)	1:1.205 (537:647)	1:1.169 (497:581)	1:1.209 (531:642)	1:1.191 (1 979:2357)	0.232	0.972
年龄	51.71± 17.28	52.02± 17.04	53.31± 17.03	53.59± 16.83	52.69± 17.05	10.655	0.014

注：*已删除每年度同病例重复（跨年度有重叠）。

（三）每年度病例数与菌种分布特点

对来自 4 336 例患者/年的非结核分枝杆菌进行菌种或复合群鉴定，种群分布达 16 种，鸟-胞内分枝杆菌复合群和龟-脓肿分枝杆菌复合群在各年度均为广州市主要 NTM 分离菌种。具体情况见表 3-14。

2018—2021 年间共有 12 950 例患者分枝杆菌培养阳性，采用基因芯片法进行菌种鉴定。NTM 的部分患者治疗效果不佳，长期培养有分枝杆菌生长，四年间同一患者仅计算一次培养阳性与菌种/群鉴定结果，共来自 3 624 例患者，NTM 分离率为 27.98%（3624/12950）。具体见表 3-18。

表 3-18 2018—2021 年各年度 NTM 病例数与菌种分布特点

菌种属	感染例数（分离率/%）				删除跨年重复总计
	2018 年	2019 年	2020 年	2021 年	
鸟-胞内分枝杆菌复合群	329 (36.51)	472 (39.86)	424 (39.33)	455 (38.79)	1 305 (36.01)
龟-脓肿分枝杆菌复合群	336 (37.29)	443 (37.42)	398 (36.92)	414 (35.29)	1 240 (34.22)
堪萨斯分枝杆菌	80 (8.88)	85 (7.18)	85 (7.88)	99 (8.44)	286 (7.89)
偶发分枝杆菌	69 (7.66)	95 (8.02)	67 (6.22)	83 (7.08)	285 (7.86)
戈登分枝杆菌	47 (5.22)	42 (3.55)	38 (3.53)	45 (3.84)	137 (3.78)
草分枝杆菌	1 (0.11)	0	1 (0.09)	0	2 (0.06)
蟾分枝杆菌	2 (0.22)	4 (0.34)	3 (0.28)	2 (0.17)	9 (0.25)
耻垢分枝杆菌	1 (0.11)	0	0	2 (0.17)	2 (0.06)
海-溃疡分枝杆菌复合群	1 (0.11)	1 (0.08)	4 (0.37)	5 (0.43)	10 (0.28)
瘰疬分枝杆菌	3 (0.33)	3 (0.25)	3 (0.28)	3 (0.26)	11 (0.30)
玛尔摩分枝杆菌	9 (0.10)	0	1 (0.09)	0	9 (0.25)
浅黄分枝杆菌	3 (0.33)	5 (0.42)	2 (0.19)	5 (0.43)	13 (0.36)
土分枝杆菌	2 (0.22)	1 (0.08)	2 (0.19)	3 (0.26)	5 (0.14)
不产色分枝杆菌	0	1 (0.08)	0	0	0 (0.00)
金色分枝杆菌	0	3 (0.25)	0	0	3 (0.08)

续上表

菌种属	感染例数（分离率/%）				删除跨年重复总计
	2018年	2019年	2020年	2021年	
苏尔加分枝杆菌	0	2（0.17）	6（0.56）	4（0.34）	10（0.28）
NTM不确定菌种	18（2.00）	27（2.28）	44（4.08）	53（4.52）	121（3.34）
同时感染两种以上菌种或复合群	0				176（4.86）
χ^2 值	6.890				
P 值	0.649				
总计	901	1 184	1 078	1 173	3 624

（四）NTM感染者菌种与年龄分布特点

四年间NTM感染菌种前五位顺序为：鸟-胞内分枝杆菌复合群（占36.01%）、龟-脓肿分枝杆菌复合群（占34.22%）、堪萨斯分枝杆菌（占7.89%）、偶发分枝杆菌（占7.86%）、戈登分枝杆菌（占3.78%）。3 624例NTM感染患者中，男女性别比为122∶139（1694∶1930），高峰年龄段均为51—70岁（占46.36%），男女感染率分别44.16%（748/1694）、48.29%（932/1930）。鸟-胞内分枝杆菌复合群、龟-脓肿分枝杆菌、堪萨斯分枝杆菌、偶发分枝杆菌等常见菌种与年龄段分布情况，见图3-2。

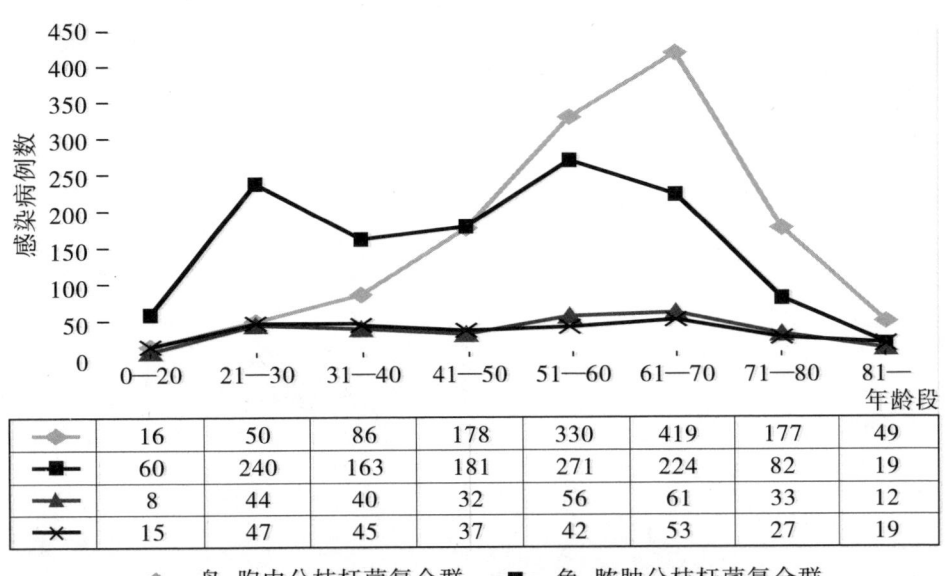

图3-2 各年龄段患者耐药菌株分布情况

三、结论

广州地区NTM的检出率处于逐年上升状态；多年来，菌种分布以龟-脓肿分枝杆菌复合群、鸟-胞内分枝杆菌复合群和堪萨斯分枝杆菌为主的稳定状态；中老年患者易感，女性应重点关注。

第四章

广东省学校结核病疫情特征及影响因素

学校是结核病的高发场所，学校结核病防控工作是结防工作的主要内容之一，同时学校结核病防控也是一项政府高度重视、社会广泛关注的重要工作，其防控好坏，不仅关系到学生人群的身体健康，更关系到政府形象和社会影响。

2017—2019年，广东省学校肺结核报告发病数呈逐年上升趋势；2020—2021年因新冠疫情防控措施加强，学校肺结核发病人数略有下降。粤东、粤西、粤北地市学生人群结核分枝杆菌感染水平较高，卫生习惯及学习、生活环境相对较差，新生入学体检结核病项目筛查的覆盖率低，这些都容易引发校园疫情。学校结核病防控的主体责任者是学校。学校聚集性疫情的防控关键在于日常防控，其重点内容包括新生入学体检、健康教育、环境卫生及校内疫情监测等；疫情应急处置的重点是患者分类管理、现场流行病学调查、密切接触者筛查、隐患整改及舆情监测等。目前，广东省学校结核病防控工作主要经历了三个阶段：第一阶段着重防控规范的培训与宣教；第二阶段着重新生入学体检结核病筛查项目的落实；第三阶段是以大数据信息化技术助力学校疫情的监测与预警。

经历了近几年对学校疫情防控工作的实践与总结，在卫生健康及教育行政部门的沟通指导下，目前广东省学校结核病防治经验是：①日常防控总结出"严体检、重监测、常宣教、保通风"十二字经验性操作要领；②应急处置总结出"筛干净、管理好、强稳定、除隐患"十二字经验性操作要领。这在学校结核病的防控实践中取得明显成效；对推进多部门、全社会共同做好结核病防治工作意义重大。目前，省内仍普遍存在联防联控机制不健全、日常防控措施落实不到位、疫情应急处置能力薄弱等主要问题。这些问题的解决需要多部门联合行动，一方面是强化学校主体责任，保障日常防控措施落实落细，另一方面是完善学校疫情应急处置方案，提升结防机构疫情应急处置能力。

近年来，在省委、省政府的高度重视下，广东省各级卫生健康、教育和人社部门强化组织领导和责任落实，各司其职、各负其责、密切配合，不断加大学校结核病防控工作力度。据统计，2017—2021年，全省已累计报告聚集性疫情59起,其中诊断肺结核患者382例;得益于监测工作的加强,近两年聚集性疫情报告呈稍稍上升的态势。学校结核病防控任务依然艰巨繁重。现结合"十三五"学校结核病终期评估调查结果,将近年学校结核病疫情特点分析如下。

第一节 学校肺结核疫情特点

2017—2021年,广东省共报告学校肺结核患者14 669例(其中:学生12 819例、教师1 716例、幼托儿童134例),主要呈散发病例状态,约占同期全省肺结核报告发病总数的4%。随着全省学校结核病联防联控机制持续建立健全、学校结核病防控工作规范(2017版)科学推广实施、学校结核病预警监测系统不断强化应用,学校疫情防控工作向纵深发展。

一、学校结核病发病情况

2017—2019年,广东省年报告学校肺结核患者数由2 787例增长至3 187例,增长了14.4%,且呈逐年上升趋势;2020—2021年因新冠疫情防控工作的加强,同为呼吸道传染病的学校肺结核报告发病数略有下降(详见表4-1)。

表4-1 2017—2021年广东省学校肺结核患者情况一览表

年份	学生患者	教师患者	幼托患者	小计
2017	2 485	281	21	2 787
2018	2 746	318	27	3 091
2019	2 775	365	47	3 187
2 020	2 437	335	17	2 789

续上表

年份	学生患者	教师患者	幼托患者	小计
2021	2 376	417	22	2 815
合计	12 819	1 716	134	14 669

二、学校聚集性疫情情况

2017—2021 年，广东省共报告学校结核病聚集性疫情 59 起（诊断 10 例及以上患者疫情 7 起），共计诊断学校肺结核患者 382 例（其中：病原学阳性 136 例，病原学阴性 246 例，病原学阳性率 35.6%）。时间分布方面：2021 年报告最多，达 22 起，2017—2020 年分别报告 9 起、8 起、9 起和 11 起；地区分布方面，广州报告最多，达 18 起，茂名次之，报告 9 起，其余地市中，肇庆、汕尾和湛江各报告 4 起，揭阳报告 3 起，深圳、佛山、珠海、江门、清远和韶关各报告 2 起，潮州、汕头、阳江、中山和河源各报告 1 起；学校类型分布方面：普通高中最多，报告 16 起，大学报告 15 起，高职类学校报告 10 起，技工类学校报告 7 起，儿童福利机构报告 1 起。

聚集性疫情呈现如下特点：

第一，地区分布较为均衡，其中珠三角地市 25 起，粤东西北地市 24 起。珠三角地市因大学、职业技术院校数量众多、类型复杂，面临高疫情地区学生病例输入的风险。粤东西北地市因存在学校日常防控机制和措施落实不到位，结防机构基础条件和处置能力不足，易因学生患者就诊延误和诊断延迟等问题而引发高中学生阶段的学校聚集性疫情。

第二，学校类型分布：珠三角地市主要为寄宿制高职院校，粤东西北地市主要为寄宿制高中。珠三角地市高职院校学生，主要来自经济和教育水平不发达的粤东西北地市，学生人群本身的结核感染水平较高，外加生活的课室、宿舍环境相对较差、较拥挤，新生入学体检时因经费问题往往使用筛查质量不佳的胸透，容易引发疫情的暴发。粤东西北地市的寄宿制高中学生，学校宿舍居住环境往往较为拥挤、通风不良；学生高中阶段学习压力较大、体育锻炼少，学生家属往往前往珠三角地市工作，对学生的学习和生活照料比较少，部分学生患病后往往隐瞒不治疗或者自行去小诊所治疗，继而引发学校结核病的传播。

第三，部分县区辖区内，甚至个别学校反复出现聚集性疫情，如茂名化州2017—2019年连续三年辖区内出现高中阶段学校肺结核疫情，广州番禺象贤中学分别于2017年、2019年和2020年均发生学校结核病聚集性疫情。

第二节 重点地区、重点学校聚集性疫情案例分析

通过对聚集性疫情多发地区广州的相关学校疫情案件和2017年、2019—2020年反复发生疫情的象贤中学疫情案件以及其他地区的重点案件进行剖析发现，学校聚集性疫情发生频繁，甚至在同一所学校、同一个班级反复发生，主要原因有以下几个方面：

第一，聚集性疫情首发病例发现不及时。这是学校结核病聚集性疫情发生的最直接原因。当前，学生及家长普遍对结核病的重视不够，学生不了解结核病，长时间出现咳嗽咳痰、胸痛等结核病可疑症状时，主动就诊意识差，若病症不严重则长时间被小诊所当作感冒治疗或直接不就诊，部分学生病例特意隐瞒病情。学生病例长时间与其他师生在同一人群密集、交流频繁的空间中生活学习，极易引起疫情扩散。如汕头砺青学校疫情中，指示病例张凯某咳嗽咳痰5月余方就诊。象贤中学某同一班级于2019年8月曾出现聚集性疫情，2020年3月再次发生疫情时，调查发现新增2名学生病例出现胸痛症状1～2个月仍未就诊。

第二，部分学校传染病日常防控措施不到位。指示病例/首发病例出现

咳嗽咳痰症状后，学校晨午检和因病缺勤的病因追踪工作落实不到位，未能及时发现；部分学校因建筑布局，课室和宿舍长时间开空调未落实通风制度等，致使密闭空间内疫情迅速传播。广州发生聚集性疫情的学校，经调查发现，多数存在新生入学体检结核病相关检查不规范甚至未开展、课室和宿舍通风不良，以及因病缺勤病因追踪工作未落实等日常防控问题，如 2020 年度发生疫情的广东省高新技术技工学校、广东轻工技师学院、广东冶金技工学校等，甚至近年连续发生学校疫情的象贤中学，直至 2020 年 3 月疫情调查时，同样发现日常防控措施未整改的问题。

第三，密接者筛查方法不规范。部分县区存在应急处置经费缺乏、诊疗能力薄弱、密接者筛查不规范等问题。筛查范围不全面、筛查技术手段不规范，如采用胸透代替胸片等，导致某些病例未及时筛查出，引发后续二次传播。如汕尾华师附中汕尾学校疫情处置中，当地初期采用胸透进行密接者筛查工作。

第四，后续重点人群监测和管理工作不重视。部分县区密接者筛查和患者诊断工作结束后，便掉以轻心，不再重视后续潜伏感染者和密接者等重点人群的后续健康监测和管理工作。学校未再对相关密接者开展长时间监测，结防机构逐渐放松对 PPD 皮肤试验强阳者的预防性服药治疗和管理工作。两家机构也未按照《中国结核病防治工作技术指南》（2021 版）《中国学校结核病防控指南》（2020 版）要求对 PPD 皮肤试验阴性者 3 个月后开展复检，对 PPD 中阳性者和一般阳性者 3 个月后复查胸片。一旦出现新的病例，极易引发二次疫情传播。如深圳科城实验学校疫情中，相关学生群体中 2019 年、2020 年、2021 年连续三年出现学校疫情，可能与筛查结束后重点人群的后续监测管理工作落实不到位有关，象贤中学同一个班级 2019 年的疫情迁延至 2020 年，可能与 2019 年疫情处置后，未再对 PPD 皮肤试验阴性者做复检，PPD 中阳和一般阳性者胸片复查有关；同时，学校未开展对密接者的长时间后续监测工作，以致新病例出现胸痛症状 1~2 个月仍未发现。

第三节 已开展的工作及存在问题

一、已开展的工作

2017—2021年，广东省卫生健康、教育和人社等部门加强沟通协作，建立健全联防联控机制，贯彻落实国家卫健委、教育部联合制定的学校结核病防治工作规范。2018年，在《学校结核病防控工作规范（2017版）》（下文简称"《规范》"）的基础之上，结合广东学校疫情特点，经进一步细化后，原广东省卫生和计划生育委员会、广东省教育厅联合印发《广东省学校结核病防控操作指引（2018版）》，用于指导全省各学校疫情防控工作。2017—2021年，广东省卫生健康委员会联合教育、人社等部门，多次前往学校进行日常传染病防控工作的调研和学校疫情应急处置的指导。结防机构主动加强对学校疫情的监测工作，以便及早发现、及早处理。2018年，全省范围内启动部署学校结核病信息预警响应工作，预警信息及时响应率一直保持在90%以上；2019年省结核病控制中心开始对学校结核病聚集性疫情及苗头的定期监测，一旦发现学校聚集性疫情苗头，立即开展预警和指导工作。

各级结防机构和学校相互积极配合，规范处置各类学校结核病疫情，保障广大师生的身体健康。2019年度全省各地市共报告学校肺结核聚集性疫情事件9起，共诊断学校肺结核患者73例，肺结核疑似病例19例；另有单纯PPD强阳者199人，其中59人已开展预防性服药；2020年全省各地市共报告学校肺结核聚集性疫情事件11起，共诊断学校肺结核患者70例，肺结核疑似病例11例；筛查发现单纯PPD强阳者623人。疫情发生后，学校与结防机构积极配合，规范开展患者诊治和管理、个案和流行病学调查、密切接触者筛查、环境消杀等工作，未形成突发公共卫生事件，有效地遏制了学校结核病的进一步传播，保障了广大师生的身体健康。

2017—2021年，深圳市、佛山市、韶关市等地政府部门建立健全新生入学体检和教职员工年度体检结核病筛查长效机制，并取得明显成效。2019年，在市政府的财政支持下，深圳全市开展新生入学和高二学生免费结核病健康体检工作，纳入常规的学校体检项目，有效防范学校聚集性疫情的发生。2020年广州市卫生健康委员会、市教育局联合印发《关于进一步加强中小学结核病防控工作的通知》，明确结核病筛查纳入新生入学体检必查项目，同时也纳入教职员工年度体检必查项目，对其体检经费来源、检查项目等也做了明确规定，显著提高了新生入学结核病筛查的比例。

深圳市设立学校结核病聚集性疫情应急实验室，利用全基因组检测技术，开展溯源检测（进化树构建以及菌株间遗传距离的比较等），鉴定结核病近期传播或暴发事件，为流行病学调查和结核病防控提供理论指导。广州市建立卫生健康、教育、人力资源和社会保障多部门联防联控机制，完善结防机构－疾控中心－卫生监督三机构联动模式，加强卫生监督执法，加大疫情处置力度，保证疫情处置的效率与质量。广州市结控办制定了《广州市关于开具学校肺结核患者休、复学（教）诊断证明管理的规定》，统一全市休、复学（教）证明模板，学校结核病患者休、复学（教）管理更加规范。

二、存在的主要问题

（一）疫情防控重视不足，联防联控机制未能高效运转

部分地市和县区对学校结核病防控工作重视不足、主体责任意识薄弱。当地教育、人社和卫健部门未能建立健全有效运转的联防联控工作机制，未能积极落实定期召开部门间沟通协调会议、制定日常防控工作计划和学校结核病疫情应急处置预案、推动做好学校疫情应急处置经费保障等相关工作，一定程度上影响了学校结核病日常防控及应急处置的规范性和时效

性。以韶关市为例，2017年韶关学院学校疫情发生后，当地才制定学校疫情应急处置预案，并开始组织落实新生入学体检工作。

（二）学校日常防控机制不全，措施落实不细不实

学校亟须建立健全传染病日常防控机制。在广州、汕头和茂名三市六县开展的"十三五"规划学校结核病专项调查中，由学校自填调查材料发现：部分学校尚未建立"一把手负责制，分管校长具体抓"的传染病防控责任制；14%的学校未制定工作方案，将学校结核病防控工作纳入学校年度工作计划；12%的学校未配置卫生技术人员/保健老师；31%的学校卫生技术人员/保健老师及教职员工未参加过教育或卫生行政部门组织的结核病防治知识培训。学校传染病日常防控制度落实不完善，会大大降低传染病的日常防控效果。调查处置过程中发现，聚集性疫情往往发生在结核病日常防控措施不到位的学校。

（三）新生入学体检结核病相关检查比例低

"十三五"规划学校结核病专项调查中发现，2019年仅19%的学校开展了新生入学体检结核病相关检查，约81%的学校未开展；而新生入学体检结核病规范筛查的学校占比仅为7.1%，如调查的6所大学中，仍有2所至今仍采用胸透进行筛查。全省新生入学体检结核病筛查工作推进严重滞后，尤其是聚集性疫情高发的高中阶段，调查的12所高中均未开展新生入学体检结核病相关检查项目。当前全省范围内，除深圳、佛山和韶关全市，以及广州、珠海、汕尾的个别县区外，省内其他地市和县区的多数学校新生入学体检未纳入结核病相关检查，未能实现校园结核病疫情防控的关口前移。发生聚集性疫情的化州一中、茂名第十七中、华师附中汕尾学校、阳江职业技术学院等学校在疫情发生前均未开展新生入学体检结核病相关检查。

（四）学校健康教育不到位，管理力度亟需加强

结核病防治知识未纳入学生健康教育相关课程及读本，学校疫情宣传缺乏渗透式教育，未能引起学生及家长的重视，导致就诊和诊断延迟、报病意识不强，甚至有瞒报心理。经调查，多数聚集性疫情中指示病例咳嗽咳痰超 1 个月方就诊/确诊，个别学生患者咳嗽咳痰 3 月余甚至更长时间方正规就诊。

学校人员密集，课室和宿舍较为拥挤，且部分课室和宿舍未安装空调，未建立定期通风制度，长时间不通风诱发结核病的后续传播。另外，近年来部分中职、技工院校和高等院校中临近毕业的学生，因学校管理力度下降，学生自律性不足，养成长时间熬夜打游戏、缺乏体育锻炼等不良作息习惯，致使该类人群成为结核病聚集性疫情的高发群体。

（五）疫情监测报告沟通机制不通畅，处置存在延误

个别地市和县区对学校结核病防控重视度仍不足，学校和卫生健康、教育、结防机构等相关部门间疫情报告沟通机制不畅，疫情处置滞后，增加了疫情处置难度和传播风险。如在广州番禺新东方学校疫情的处置中，首发病例于 10 月 13 日已确诊，因沟通机制不通畅，番禺慢病站与学校反复沟通，直至 11 月 14 日双方才协商好正式开展疫情处置工作。

（六）部分结防机构能力不足，疫情处置存在不规范

当前全省范围内，部分结防机构公共卫生防控经费严重不足，人员短缺，长期招聘不到高素质人才，整个机构的疫情应对和处置能力差，疫情处置流程不规范。华师附中汕尾学校在疫情处置时，当地结防机构在密切接触者筛查工作中，采用胸透进行筛查，而不是《规范》要求的胸片；在筛查资料的登记和记录方面，汕尾市、阳江市及广州市白云区基层机构的资料记录存在缺失、空白和混乱等状况，给疫情现状分析和后续处置带来一定困难。

第四节 工作建议

针对以上暴露的问题,并结合学校聚集性疫情呈现特点,建议从以下方面采取行动,并狠抓落实,切实保障学校结核病疫情的防控措施落到实处。

一、建立健全各级政府部门间联防、联控、联动机制

各地各级政府应积极推动省、市、区三级教育部门、人社部门与卫健部门之间建立有效、畅通的联防联控机制,定期召开联席会议,建立相关部门定期防疫及疫情信息报送、联合发文通报等机制,共同制定辖区内学校结核病防控工作及应急处置方案,牵头制定学校疫情规范应急处置流程,落实疫情应急处置经费。部门间要以定期联合督导和随时飞行检查相结合的形式,指导各类学校科学高效开展学校结核病防控工作,切实提升防控水平。

二、推动开展学校结核病日常防控"5个100%"行动

各级政府需高度重视结核病防控工作,学校、幼托机构等单位要切实承担起防控主体责任,在教育、人社和卫生部门的指导下,推动开展学校结核病日常防控5个100%行动,即100%建立"一把手负责制,分管校长具体抓"责任制,100%学校年度计划纳入传染病防控工作,100%设置学校疫情报告人,100%配置及培训校医,100%落实晨午检、因病缺勤病因追踪登记制度等日常监测工作,及时整理分析相关登记资料,及早发现患病学生,减少校园内传播。

三、全面落实新生入学体检结核病检查

建议教育、人社和卫生健康等相关部门严格按照《规范》要求，积极推动各级各类学校将结核病检查纳入新生入学体检的必查项目，尤其是针对聚集性疫情高发的普通高中和中职、高职、技师学校以及来自高疫情地区的学生，将体检结果纳入学生健康档案，并汇总报辖区结防机构以便随访。三部门要联合推动、明确职责、狠抓落实、全力保障，守好新生入学体检关，切实做到学校结核病防控的关口前移。

四、加强全社会健康教育，提高全民健康素养

以学校、社区、医疗等机构为健康教育线下实施场所，微博、微信、抖音等新媒体为健康教育线上宣传阵地，开展"全社会参与、全民行动"的健康教育；通过健康教育课、主题班会、宣传展板、黑板报、宣传窗，或开展讲座、播放影像制品等形式，广泛宣传学校结核病防治的核心知识，营造"学生宣传、家长知晓"的健康氛围，提高全民健康意识和健康素养。此外，结防机构要积极给予技术支持，转变健康教育方式方法，从学生角度和需求出发，教导学生出现肺结核可疑症状时早就诊、早报告，不瞒报、不带病上课；引导学生正确认识结核病的传染性、治疗效果、感染控制，努力消除患病歧视。

五、改善学校环境卫生，引导学生建立良好作息习惯

学校，尤其是中高职和技师学校、普通高中等，应当按照相关规范和标准要求，保障学生学习和生活的人均使用面积及环境卫生；加强教室、宿舍、图书馆等人群聚集场所的通风换气，保持室内空气流通，尤其是安装空调的公共场所，务必要建立定期通风制度。高等院校以及中高职学校、

技师学校要加强对临近毕业学生的管理，引导学生建立良好的生活习惯和作息方式，加强体育锻炼，提高学生的身体素质。

六、 提升结防机构服务能力和疫情处理水平

各地政府和卫健部门要积极以建设医防融合的新型公共卫生中心为抓手，完善本地区结核病防治服务体系，尤其亟需重点加强粤东西北地区结防机构能力建设；设立专项学校疫情处置经费，改善结防机构办公条件和待遇，积极补充相关专业人员，提升结防机构的服务能力；省级和地市级结防机构要主动加强培训，以真实案例为素材，剖析学校结核病疫情处置案例，切实提高县区级结防机构对学校结核病疫情的应对和处置能力。

七、 构建多点触发、事前预警的网络监测机制

各地卫健部门和结核病防治机构应借鉴新冠疫情科学防控经验，树立学校结核病疫情主动监测意识，构建基于人群、环境、生物媒介和舆情等多维度信息，结合国家大疫情网报系统、学校结核病疫情监测系统、省全面健康信息平台和省智慧结控信息平台等多平台数据，构建多点触发、事前预警网络监测机制，加强主动监测、舆情监测和汇总分析工作，对监测发现的学生（或教职员工）肺结核或疑似肺结核病例报告信息，做到发现一例，及时处理一例，扎实做好疫源追踪、流调和密切接触者筛查工作，避免疫情蔓延。

第五章

关于结核病防控模式的思考

结核病疫情的本底调查是防控工作的重要基础，而结核病防控工作是结核病疫情调查的最终目的。本章主要讨论广东省结防模式的历史变迁与发展趋势。

广东省地处中国大陆最南部，外来人口较多，是全国结核病等慢性传染病高发省份。新中国成立以来，广东省结核病防治事业已走过了70多个年头，在广大结防工作者的努力下，广东省在"十二五"期间就率先实现了全球结核病控制的千年发展目标；"十三五"期间也胜利实现了国家提出的规划目标。广东省结核病防治事业所取得的辉煌成绩，与广东省颇具特点的结防（慢性病）体系所发挥的巨大作用密切相关；省内各级结防（慢性病）机构亦逐步建设成为当地群众医疗、保健服务的供给方和结核病防治工作的组织者、指导者。

第一节　传统防治模式的历史成就与面临问题

广东省结核病防治体系建设，走出了"防治结合"到"医防融合"的创新发展路径。新中国成立七十多年来，结核病防治体系的每次历史变更，都与政府出台的重要举措及政策有关；选择何种形式的"防治结合"的机构及体系都是与当地经济发展水平（政府投入）相适应的。因此，全省结防系统积累下来的主要短板问题，是各级防治机构医疗能力及人员保障机制普遍不足。这严重地阻碍了结核病防治能力的建设发展。究其原因，2018年4月省卫计委有关报告曾指出，当前广东省结核病（慢性病）防治服务体系上存在"机构发展方向不明；基础设施建设落后；人才建设需加强；财政保障力度不够；而措施防治服务严重不足"等5个主要问题。经济欠发达地区政府投入长期不足，引起基础质量建设（人才、设施、机制）水平不足；过程质量亦随之不足。

新形势下，走"加强定点医院建设"尤其是其公共卫生职责履行的"医防融合"的新路子，是创新发展的大方向；是否有利于提高防治能力及服务水平,是判断改革成败的"金标准"。全省各地市建立结核病诊疗质量控制中心,使命重大,意义重大!

一、历史成就[①]

(一)"十三五"规划前取得的成就

广东省地处中国大陆最南部,外来人口较多,是全国结核病高负担省份之一。广东省的结核病防控事业已走过了近70个年头,在广大结防工作者的努力下,"十一五"期间全省发现活动性肺结核病人数达343 468例,治愈率91.8%;2010年结核病流行病学调查结果显示,活动性肺结核患病率为230/10万,与1990年的609/10万相比下降了60.4%;涂阳肺结核患病率为40/10万,与1990年的136/10万相比下降了71.7%。广东率先实现DOTS策略覆盖率100%、病人发现率70%及治愈率85%的全球结核病防治第一目标;提前5年实现了联合国在2000年设立的千年发展目标中关于结核病遏制的具体目标。"十二五"期间,广东省发现活动性肺结核病人数达308 394例,治愈率93.8%;在全国率先实现全球肺结核患病率和死亡率双下降50%的全球结核病防治第二目标和高发现率、高治愈率的策略目标。

(二)"十三五"规划期间取得的成绩

2020年是"十三五"规划的最后一年,国家提出了在"十三五"规划完成时全国结核病的疫情要控制在58/10万以下的目标。2016年省委、省政府提出了"建设卫生强省,打造健康中国"的发展目标,尤其是2018年10月,习近平总书记在视察广东时对广东提出了"推动高质量发展"等四方面的工作要求,为全省的卫生健康事业注入了强大的精神动力。2017年,省卫健委分管领导对全省结防系统提出了"深调研、清本底、不造假、找

---

① 冯惠强. 广东省结核病防控体系建设创新发展研究[M]. 广州:广东人民出版社,2020:1-3.

问题、抓培训、强质量"的工作要求。2019年底，广东省结核病防治工作取得了显著的成绩；全省结核病报告发病率从2017年的74.7/10万，下降到2019年的58.4/10万，年递降率达11.6%。实现国家"十三五"规划的报告发病率58/10万的目标，胜利在望。

2003年广东省抗击"非典"取得重大胜利后，广东省委、省政府把传染病防治体系建设纳入全省社会经济发展的总体规划，加大投入，特别是党的十八大以来，全省上下深入贯彻习近平新时代中国特色社会主义思想，将传染病（结核病）防治工作纳入深化医改总体部署加以统筹推进。

一是持续加强结核病法制保障。以传染病防治政策法规建设为抓手，持续推进有关配套法律法规及制度完善。近年来，《广东省卫生计生委、广东省教育厅关于印发广东省学校结核病防控操作指引（试行）的通知》《广东省人民政府办公厅关于加强传染病防治人员安全防护的实施意见》《广东省"十三五"结核病防治规划（2016—2020）》等文件先后出台。这一系列政策法规及相关文件有效保障了全省结核病防治工作有序开展。

二是持续加强结核病防治体系和能力建设。国家建立了政府主导、各部门协作、全社会参与的传染病防治格局，传染病防治体系综合能力不断提升。通过实施慢性病专业机构建设项目，改善了工作条件和基础设施，实验室设施得到更新和维护；同时也加强了骨干人才培训工作。

三是建立稳定可持续的保障机制。近年来，广东省委、省政府对基层医疗卫生的投入不断加大，各级政府对结核病防治事业的总投入每年增幅达10%以上。为贯彻落实国家关于中心机构编制的有关要求，省编办等部门印发了《关于进一步加强市县疾病预防控制中心建设的通知》，推动落实机构公益属性。

四是巩固学校传染病防控基础。依托政府重大疾病防治联席会议制度，建立健全学校传染病防控的联系协作机制，及时通报监测发现的学校传染病（结核病）疫情情况。同时，制定学校重点疾病防控的工作指引和技术方案，并强化培训指导，有针对性地规范和指导各地学校及托幼机构开展重点疾病防控。指导辖区内学校和托幼机构做好学生体检、因病缺课报告等卫生防疫基础性工作,加强学校防治结核病能力。

五是全面规范结核病医疗救治工作。印发各类结核病的诊疗程序和临床路径等质量管理文件。举办了一系列的全省结核病诊疗规范化培训,举行了全省结核病技能大赛,针对结核病诊断新标准、诊疗新进展以及学校结核病防治工作指引等重点内容,开展了系列的技能培训,不断提升全省结核病诊疗规范化水平。

广东省结核病控制事业取得了辉煌的成绩,其中广东省颇具特点的结防(慢性病)体系发挥了巨大作用。同时,各级结防(慢性病)防治机构逐步发展成为当地广大群众保健和诊疗服务的供给方和结防工作的组织者、指导者。

二、面临问题

近二十年来,结核病防治领域在技术层面上面临三大挑战:一是区域内众多流动人口的影响;二是结核病耐药性日益严重的影响;三是结核与艾滋双重感染的影响。当前,广东省加大了结核病防治工作力度,成功申报并成立了国家结核病临床研究中心(落户广东省深圳市第三人民医院)以及"防、治、管、研、用"密切协作的多个创新平台;加快"三新"(新药、新疫苗、新诊断技术)研发,以有效解决结核病防治工作中的技术挑战问题。2017年,广东省对全省结核病(慢性病)防治体系开展了深入的调研,发现基层防治机构尤其是粤东西北地区基层结防机构能力弱化、人员流失,体系建设不平衡、不充分的问题十分突出。2018年4月广东省卫生和计划生育委员会在《关于广东省疾控体系和慢病防控体系建设情况汇报(稿)》中也指出当前广东省结核病(慢性病)防治服务体系上存在的主要问题。

(一)机构发展方向不明

广东省结核病(慢性病)防治机构普遍存在设置分散,承担职责不统一的问题。这与国家力推的"三位一体"大卫生体系格局有一定差距。近年来，随着医疗专科向专业化、精细化发展，以及取消药品加成等改革措施的实施，结核病防治机构除因国家归口管理法规要求病人必须到定点医疗机构治疗外，专科治疗的技术优势正在弱化，医疗服务能力发展缓慢，部分结核病防治机构开展"医防结合"的模式因缺乏技术基础的支持而受到冲击。以湛江市结防所为例，该市因卫生机构改革迟迟未动，结核病防治机构体系尤其是耐多药肺结核定点医院未得到明确，全市耐多药结核病的发现、治疗、管理的规范性服务未建立起来。部分县（市）实验室未达生物安全二级标准以及存在实验室人力不足的问题，以区县结防机构为起点的耐多药肺结核病例检筛查（痰培养）发现工作不足。湛江市卫计局虽在2016年明确了湛江中心人民医院是湛江市耐多药定点医院，兼负病人登记管理职责，但其在登记管理方面落实不到位，如该院收治了一定数量的病人，但未履行病人信息登记和随访督导管理责任，导致病人管治信息缺失而影响了全市防治体系的防控效果。另外，湛江市耐多药肺结核医保政策力度不足，也影响了定点医院医疗的服务运营，即大多数病人无力支付有关医疗费用（贫困、药贵），医院因担心药品过期而不购备价格较高的结核二线药品，影响了患者的治疗。

（二）基础设施建设落后

粤东西北地区的部分结核病（慢性病）防治机构用房大多建于20世纪70—80年代，部分房屋属于危房。业务用房严重缺乏，办公场所严重不足，部分机构实验室检验设备简陋，万元以上设备稀缺。有些机构至今仍未配置DR机，有些X线机已使用超10年，维修经费得不到保障。以汕尾市陆河县为例，陆河县慢病站X线胸片机故障超5年，因申请不到维修经费而搁置多年。X线胸片检查是结核病诊断的重要手段之一，多年缺乏X线胸片检查的状况严重影响了结防业务的开展和职工的士气。经过多次反映，直至2019年，汕尾市终于为陆河慢病站筹集到维修经费，但因X线检查设备太老旧，配件业已停产难寻，需要换新设备，问题仍未解决。河源市东源县慢病站也有类似情况，经过多次申请，2020年河源市终于为东源县提供了新购X线设备的经费，解决了问题。

（三）人才建设需加强

全省经济欠发达地区结核病（慢病）防治人才匮乏，由于地方政府对编制人员统招政策的实施，相关岗位薪酬吸引力不足，而门槛设置较高，粤东西北结核病（慢病）防治机构招不进或留不住人才。以汕尾市海丰县为例，每年考取医疗卫生相关专业的学生数远少于当地卫生健康系统退休人员数，外地医学人才又因为薪酬待遇、创业平台、居住条件等因素不愿到经济欠发达地区工作，造成当地医疗人力资源严重短缺。以汕尾市慢病站为例，作为市级结核病防治机构，该站负责结核病防治的工作人员只有1名，平常只负责报表报送（疫情监测）工作，至于结防培训、疫情处置、规划督导、实验室质控等有关工作极其薄弱，一旦发生市内学校结核病等聚集性疫情，几乎没有能力为基层提供技术指导。

（四）财政保障力度不够

全省相当部分的结防机构为"公益二类"单位，未纳入财政全额拨款范畴，财政只进行差额补助，人员工资无法保障，无法吸引高素质高职称人才，加上近年随着综合性医院建设发展，结核病（慢性病）防治机构的医疗服务业务收入大幅下降，过往利用医疗服务收入来补贴公共卫生服务支出的补偿机制难以为继，结防机构的生存发展受到严重影响。

（五）耐多药肺结核防治服务严重不足

多年来，我国虽然对结核病实施了有效的防控措施，使结核病的流行得到控制，但是结核病耐药性的发生带来了技术性的巨大挑战。我国第五次结核病流行病学抽样调查报告显示，结核分枝杆菌对二线抗结核病药物的耐药率为20%左右。全国2017年新发耐药肺结核病例数估计达7万多例，疾病负担位居全球第二。广东省是人口大省、经济大省，人口流动和经济交流频繁，耐多药肺结核负担重，政府对耐多药肺结核患者的防治应予以足够重视，尤其是耐多药肺结核的医疗保障及规范性服务提供已刻不容缓。2019年，广东省卫生健康委印发的《关于进一步加强全省结核病防治工作的通知》中明确了加强耐多药肺结核防治工作的要求；对未推进耐多药肺结核诊疗服务工作验收的地市，必须在当年底全部验收完毕并报委疾控处备案。耐多药肺结核控制难度大，仍需进一步加强相关工作。

第二节　防治工作的质量问题

一、结核病诊疗中的质量问题

据文献报道，95%以上结核病患者首次就诊于综合性医疗机构、乡镇卫生院、社区卫生服务机构及个体诊所等各级各类非结核病定点医疗机构，仅5%的结核病患者首次就诊于结核病定点医疗机构。在非结核病定点医疗机构中，结核病不算常见病，且结核病临床表现不明显、不典型，缺乏明确特征性，一般检查不能将其有效地与其他呼吸系统疾病鉴别，往往容易造成漏诊、误诊。各型结核病的临床表现不尽相同，轻重不等，部分肺结核患者因无症状或症状轻微而被忽视。2018年11月—2019年7月，广东省结核病控制中心组织调查组对全省开展了诊断质量现状调查，了解我省结核病诊断质量现状及影响因素。调查发现活动性肺结核不规范诊断率为37.4%，各机构肺结核诊断存在诊断不够精准、依据不足或者不充分等情况。因此，结核病的诊疗质量仍然存在不少问题。

结核病诊疗存在的质量问题原因是多方面的。一是由于临床医生诊疗技能和经验等个体因素；二是由于临床专业指南、临床路径管理、医院诊疗质量控制、诊疗技能培训等工作落实的机构管理因素；三是由于医院放射、实验室等辅助检测检查能力及医疗信息系统建设水平等设施装备因素；

当然，公众的健康素养，公民对医方的信任及依从性也与诊疗质量水平密切相关。

1. 基础质量问题

现代医院质量管理理论指出，医疗服务质量中基础质量是关键性因素，其中人员因素、服务设施及工作制度是三大基本要素。其中，人是生产力中最活跃的因素，而临床医生是影响诊疗质量的关键因素。一项针对各级结核病防治机构人力资源现状的调查显示，从事结核病诊疗的医护人员普遍学历较低，其中专科或专科以下占83.42%，职称的平均水平较低，初级及以下占59.98%。学历水平决定了医务人员的基础素质，目前结核病防治机构不仅人员数量不足，高学历、高职称的高素质人员更是极其缺乏，人才的缺乏及其激励机制不足成为结核病诊疗质量的短板之一。

规范化诊疗贯穿于整个医疗活动，医疗工作的基本制度尤其是核心医疗制度对于诊疗质量来讲是相当重要的。临床医生一生都在不断地学习，除了学习技术，还必须掌握规范，只有掌握了规范，才能在临床诊疗中少出偏差。制度性质量是一切医疗质量的基础，是患者生命安全与健康的关键性保障。2018—2019年我省结核病诊断质量状况调查结果显示，我省非结核病定点医疗机构对活动性结核病的过诊及误诊率达17.4%。在非结核病定点医疗机构中，结核病不算常见病，且结核病临床表现一般不明显、不典型，缺乏明确特征性和病原学阳性"金标准"，一般检查不能将其有效地与其他呼吸系统疾病鉴别。调查中发现，部分非结核病定点医疗机构在未查病原学、未进行鉴别诊断的情况下，仅凭单纯DR胸片或CT片便草率下结核病诊断。部分临床医生更是对肺结核诊断标准（WS 288 - 2017）和结核病分类标准（WS196 - 2017）不了解。院内医疗质量管理部门虽有相关的培训或考核，但多数流于形式或内容滞后。

医疗服务的基本设备配置及其药品质量是基础质量的重要组成。随着现代医学的发展，实验室检验在临床诊疗工作中愈发重要。许多诊疗需根据实验室检验结果作出决定，因此实验室检验能力极大地影响了临床诊疗工作质量。一项针对结核病定点医疗机构诊疗能力的全国性调查显示，我国县级结核病定点医疗机构具备最基本的结核菌素试验（PPD 试验）能力的仅占 70.73%，具备 γ 干扰素释放试验（IGRAs 试验）能力的仅占 23.01%。对于结核病诊疗而言，病原学证据为结核病诊断的金标准。在县级结核病定点医疗机构，普遍已开展痰涂片、痰培养检查，但出于生物安全及经济效率考虑，较为精准的菌种鉴定、药物敏感性试验、结核病分子生物学检测的应用仍较缺乏，大部分县级机构仍需转介市级结核病定点医疗机构或委托第三方检测机构检查，患者从初次就诊至最终确诊往往需要 1—3 个月时间，结核病诊断延误问题严峻。

影像辅助诊断具有快速、高效的特点，胸部 X 射线（X 光）是结核病诊断的重要辅助工具。近年来，随着影像技术的发展，计算机 X 线断层扫描（CT）及计算机辅助检测（CAD）系统越来越多地被应用于结核病诊断中。然而，广东省经济欠发达地区大部分结核病定点医疗机构目前仅配备传统的胸部 X 射线检测设备，缺乏 CT 机等较为精细准确的影像学设备，对于病原学阴性肺结核及孤立的肉芽肿结节、不规则肿块样影、段性及大叶性实变、多发性结节、弥漫的雪花状影等肺部异常阴影，缺乏精准影像学鉴别的诊断支持。随着近年来国家新诊断规范的出台，一些实验室、影像乃至临床检查设备配置滞后，已较大程度上影响了结核病诊断治疗水平的发展，尤其常见于经济欠发达地区。

2. 环节质量问题

医务人员在进行医疗服务实践过程中，在基础质量支持下，正确履行医疗制度，保持标准诊疗流程的一致性、诊断准确性是环节质量的体现。门诊病历、住院病案为临床诊疗记录的重要文书，它反映了患者病情演变的真实过程，反映了患者诊治的实际过程，反映了临床医师的思辨过程，具有鲜明的专业性和科学性，是体现临床诊疗质量的重要载体。随着医疗信息系统建立，门诊病历、住院病案及检查检验结果均记录在医疗信息系统内，医疗信息系统的建设能否助力环节质量体现，直接影响诊疗质量。在 2018 年全省诊疗质量现状调查中发现，大部分门诊病历资料缺乏妥善记录及保存，而调查中病历资料主要用于评估诊断的准确性，未涉及评估诊断的经验性。规范性诊断主要检查三个环节：①严格遵照国家颁发的诊断规范；②是否进行鉴别诊断，完成抗感染治疗后复查诊断性抗感染是否有效；③病原学阴性肺结核诊断有无经诊断小组讨论，并设立标准引导规范性诊断行为。

目前，广东省各级各类医疗机构信息系统建设水平不一，医疗机构门诊仍然以纸质病历为主，未建立统一可追溯的门诊电子信息化病历系统。大部分电子门诊病历记录不规范，未妥善记录主诉、症状、体征、检查结果、鉴别诊断。检验、影像等辅助检查结果无法在医院信息系统内顺畅查询，往往是检验、影像、门诊病历及处方各自独立运行一个系统，院内系统未做到互联互通，导致检验结果、影像结果无法服务于质控评价。

3. 健康促进问题

随着健康观念、医学模式及人类疾病谱的转变，社会大众对疾病的认识有所改变。一方面，大家对疾病和健康的关注度提升；另一方面，随着社会的发展，发病率的持续下降，社会大众对传染性结核病的认识相对不足。不少人认为，我国在1949年后已经消灭了结核病，根据多个国内外结核病知晓率调查结果显示，结核病知晓率为40%～60%，处于较低水平。加上结核病症状较不典型，与大部分呼吸道疾病较为相似，早期发现有疑似结核病症状者，应引导其及时遵照医嘱复查留痰及遵循鉴别诊断要求配合检查，以尽早治疗。

此外，因结核病为传染性疾病，部分患者因担心患结核病影响工作或学习，刻意隐瞒病史，或因担心休学、停工等相关隔离治疗措施，而自行中断就诊或服药。所以，应加强社会健康促进，充分发掘和调动各方面资源，增强民众对传染性肺结核的认识，从而促进人民维护和提高自身的健康水平。

二、疫情监测中的质量问题

结核病监测信息在结核病防控工作中起着重要作用，及时、准确和完整的结核病监测信息是制定结核病防治策略和措施、评价结核病防治工作效果与质量以及预测结核病流行趋势的重要依据。近年来,借助定期培训、常规调研督导以及漏报漏登调查等工作,全省结核病疫情信息报告和登记工作质量已有明显提升。然而,由于个别机构和个人对信息报告工作重视不足、对新上线的结核病信息管理系统不熟悉、疫情信息报告和登记体制机制不健全等原因,我省的结核病疫情信息报告和信息登记工作仍存在以下问题:

1. 传染病报告卡质量问题

各级各类医疗卫生机构对诊断的肺结核及疑似肺结核患者要按照《中华人民共和国传染病防治法》乙类传染病的报告要求在24小时内进行登记报告。然而由于对传染病信息报告工作重视不足,个别单位和医护人员对肺结核的报告存在漏报、错报或者过报的问题。因医务人员忘记询问或者患者刻意隐瞒,少部分传染病报告卡存在错报、漏填等问题,尤其是在身份证号码、联系方式和职业等重要信息条目,给后续的患者追踪工作带来困难。在学校结核病疫情处置中,因学生首发病例刻意隐瞒身份信息或者诊断单位错误报告学生身份为其他职业时,致使学生病例身份信息无法及时识别,最终导致学校结核病疫情处置延误的事件时有发生。另外,部分地区疾控机构和结防机构对结核病的信息报告工作要求不统一,辖区内的结核病报告工作存在过报问题,比如2022年1月份云浮市罗定市肺结核报告发病率同比大幅度提升157.8%,经调查,其主要原因是由当地疾控机构要求综合医疗机构不得报告肺结核疑似病例卡,仅能报告临床诊断或确诊病例传染病报告卡引起。

2. 患者病案信息登记问题

(1) 病案登记信息存在缺失

结核病管理信息系统中关于登记的患者病案资料信息缺失。因患者未能及时到结核病定点医疗机构进行就诊和随访复查,或者定点医疗机构工作人员未录入或录入延迟,致使部分患者的病案信息资料存在缺失。2019年,广东省结核病控制中心流行病学监测室曾对结核病管理信息系统资料录入完整性进行评估，发现非结防机构报告患者转诊追踪信息质量评价工作中，2019年一季度全省非结防机构报告患者应转诊35 895例，其中到位患者30 334例，无追踪信息1 127例，追踪信息缺失率为3.1%；到位患者中，5 963例未建立肺结核病案，到位未建病案率为19.7%。涂阳患者治疗2/3月末痰检信息质量评价发现，2018年四季度登记涂阳肺结核患者3 796例，其中治疗满2月痰检信息缺失患者数303例，痰检信息缺失率为8.0%；2月末阳性且治疗满3月的257例患者中，痰检信息缺失患者数61例，痰检信息缺失率为23.7%。此外，通过涂阳患者疗程结束信息质量评价发现，2018年一季度登记涂阳患者3 939例，其中未录入转归信息171例，信息缺失率为4.3%。

（2）跨区域患者信息登记工作

广东省是人口流动大省，外省与本省之间、粤东西北各地市和珠三角地市之间人员往来频繁，给结核病患者的管理和信息报告登记工作带来困难。原则上，县（区）级结防机构可利用监测系统对辖区内转出但尚未完成规定疗程的患者，实施跨区域管理。转出地负责向转入地提供转出患者的登记报告和治疗管理信息，跟踪转出患者的治疗管理并负责完成患者治疗转归结果的登记报告。转入地负责对转入本地的患者进行追踪和访视，确保患者在转入地完成后续的治疗和管理，并及时将有关信息录入系统。

然而，实际工作中，跨区域患者信息登记工作往往存在众多挑战：①患者不理解信息转介的重要性，不配合转介工作。比如，某患者在某地开展结核病诊疗和信息登记工作，因工作和生活需要，自行离开前往异地，当地结防机构不清楚患者的转出地，自然无法进行患者病案信息的转介工作。②患者在某地仅短暂诊断或短暂取药治疗，未达到定居治疗管理标准。比如，粤东西北某一地市的一名患者前往广州定点医疗机构诊断结核病，确诊后返回居住地进行后续治疗。广州的结核病定点医疗机构可能未建立新病案，登记诊疗信息。③责任不清，流程复杂，转出地和转入地结防机构对患者信息转介工作意愿不足。患者诊断信息、治疗随访信息和基本公共卫生管理信息等信息量大，查询或核实工作困难，因此个别转入地结防机构不愿对外地转诊来的患者进行信息登记工作，除非知晓患者已在本地定居。

广东省耐药结核病医疗资源分布严重不平衡，因当地耐药结核病的诊治能力不足，粤东西北地市的不少耐药结核病患者需要频繁跨市前往广州、深圳和汕头等地的耐药结核病定点医疗机构进行诊疗。为解决耐药结核病患者跨区域信息登记工作，2019年省结核病控制中心先后召开数次工作研讨会和协调会，以广州胸科医院为试点，针对广州市外异地就诊的耐药结核病患者，统筹协调患者诊疗所在地结防机构（包括定点医疗机构），以及患者居住地的结防机构，开展耐药结核病患者的规范化治疗管理实践探索，探讨省内市外耐药结核病患者信息登记管理的有效办法，以保障耐药结核病患者得到规范的体系内管理。

（3）各县区/地市间病案重复登记工作

如前所述，因为医疗资源分布不平衡，部分结核病患者会频繁就诊于不同县区甚至不同地市的结核病定点医疗机构，除个别结防机构不愿对外来就诊的患者新建病案信息登记外，同样会有部分结防机构会对外来患者再次在结核病管理信息系统中建立病案信息进行登记，那么就会出现一名患者在省内两个地市/县区的结核病定点医疗机构重复登记的现象，这在一定程度上导致广东省每年登记的结核病新发患者的估算数量高于实际值。

（4）结核病疫情信息的利用与分析

根据《中国结核病预防控制工作技术规范（2020版）》的要求，省市县等各级结核病预防控制机构每日要对辖区内报告的肺结核信息进行动态监控。要实时对学校肺结核病例进行监测与预警。要利用信息报告资料常规开展结核病监测信息分析，每季度至少一次。要有重点地开展肺结核的流行特征及趋势分析，以及结核病防治工作进展及效果等专题分析。各级结核病预防控制机构要定期将监测信息的分析结果以信息、简报或报告等形式向同级卫生健康行政部门报告，并反馈至上一级疾病预防控制机构。县（区）级疾病结核病预防控制机构还要将分析结果反馈到辖区内的基层医疗卫生机构、结核病定点和非定点医疗机构。

然而，实际工作中，由于对结核病疫情信息分析工作重视不足、疫情分析工作制度缺失、专业技术人员短缺等多重因素，多数地市级（和/或）县区级的结核病疫情信息分析和利用工作严重滞后，甚至缺失：①无法按照规范要求每季度开展结核病疫情信息的分析和报告；②无法做到实时对学校肺结核聚集性疫情及其苗头进行监测与预警。目前这两项工作主要依赖省结核病控制中心完成，监测发现结核病疫情相关工作指标异常，或者发现学校聚集性疫情及其苗头后再通知相关地市和县区级结防机构开展调查核实最终进行相关处置，严重影响了工作效率。

3. 新信息系统上线带来新挑战

2005年1月，全国范围内开始启动结核病管理信息系统，并于2007—2011年期间不断优化。结核病管理信息系统的使用，使结核病患者的诊疗管理质量统计和追踪随访工作由人工方式进入信息化时代，大幅度提高了疑似患者的转诊追踪效率和确诊患者的诊疗和管理质量，提高了监测评价结核病流行病学资料和结核病防治规划实施的效果、速度、进程。

为适应新形势下结核病防控工作的发展需求，2022年1月6日，全新的全民健康保障信息化一期工程——疾病预防控制信息系统结核病相关功能正式上线。与旧系统相比较，新系统除为适应结核病诊断标准的变更、耐药结核病诊断治疗标准的变更以及患者管理模式的变更等变化进行调整外，尤其对结核病患者跨区域信息登记管理工作模块进行了优化，解决了跨区域治疗患者信息登记困难的问题：比如某一患者在粤东某市进行了诊疗登记，因担心当地诊疗质量前往广州进行进一步检查治疗，此时广州市定点医疗机构可在新系统中直接查询患者信息，直接在患者原有病案中继续录入患者在广州的检查和治疗结果，无需如旧系统那样要求重新建立病案登记。但是，新系统在增加了许多报表资料的录入的同时，个别报表的条目之间逻辑性不足，使得个别报表的录入质量出现问题。希望以上这些问题能在以后的专门培训、系统优化中逐渐得到解决。

三、结核病实验室工作的质量问题

1. 诊疗机构实验室能力状况

全省有 147 家结核病实验室，提供结核病实验室诊断服务。21 家市级结防机构中，除汕尾市结防所外均设有结核病实验室。全省 87.1%（128/147）的结核病实验室能开展培养检测，81.6%（120/147）具备分子检测能力，19.7%（29/147）具备表型耐药检测能力，42.9%（63/147）实验室具备快速耐药分子检测能力，见表 5-1。

表 5-1 广东省实验室项目开展情况

地区	实验室数	开展培养检测的实验室数	开展表型耐药检测的实验室数	开展分子检测的实验室数	开展快速耐药分子检测的实验室数
潮州	8	7	1	5	4
东莞	1	1	1	1	1
佛山	5	5	2	5	2
惠州	6	1	1	1	1
揭阳	8	7	2	6	3
茂名	6	5	1	4	2
梅州	10	9	2	10	9
清远	8	8	1	7	2
汕头	6	6	3	6	4
汕尾	5	4	1	4	1
韶关	9	9	1	9	1
深圳	11	10	2	7	8
阳江	3	3	1	3	1
云浮	10	5	1	6	1

续上表

地区	实验室数	开展培养检测的实验室数	开展表型耐药检测的实验室数	开展分子检测的实验室数	开展快速耐药分子检测的实验室数
湛江	9	9	2	8	1
肇庆	8	8	1	8	1
中山	1	1	1	1	1
珠海	6	3	2	3	1
河源	7	7	1	6	2
江门	6	6	1	6	4
广州	14	14	1	14	14
合计	147	128	29	120	63

全省各地实验室个数与专业技术人数基本正相关，人员约为实验室个数的5倍，见图5-1。

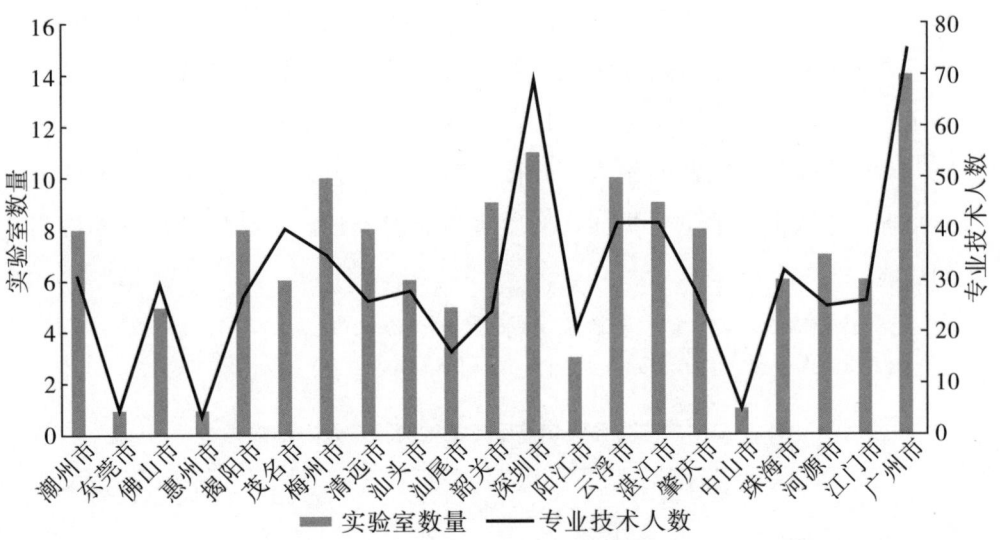

图5-1 2021年实验室和专业技术人员分布

各地实验室在开展国家要求的分子生物学检测上存在不足（图5-2），各地应保障工作经费，确保新技术顺利落地。

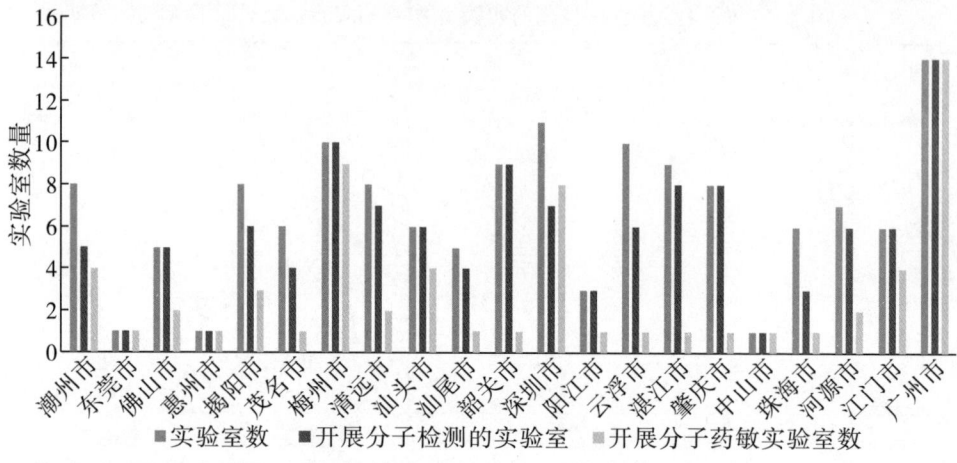

图5-2　2021年分子实验项目开展情况

尚未开展培养检测的实验室有：梅州市慢性病防治院、化州市人民医院、潮州市慢性病防治中心、揭阳市慢性病防治院、汕尾市人民医院、云浮市人民医院、罗定市人民医院、新兴县人民医院、郁南县人民医院、云安区人民医院、珠海市第五人民医院、珠海红旗卫生院、珠海三灶镇卫生院。对于痰涂片假阴性的病人，分枝杆菌培养是患者诊断和疗效评价的重要指标，建议上述单位尽快加强实验室检测能力建设，尽快增设培养检测的功能。

2. 诊疗机构实验室人力配备要求及实际状况（表5-2）

表5-2　广东省各级定点医疗机构实验室人力配备要求

开展工作项目	省级	地（市）级	县（区）级
抗酸杆菌涂片镜检	2	2	2
分枝杆菌分离培养	2	2	2
结核分枝杆菌核酸及耐药基因分子生物学检测	1	1	1

续上表

开展工作项目	省级	地（市）级	县（区）级
菌种鉴定、药敏试验及菌株管理	2	1	1
消毒灭菌、生物安全管理	12	1	1
网络实验室职能履行	2[a]	2[b]	—
分子流行病学研究	2[a]	—	—
合计	11	8	6

注：1. 只要工作允许可以兼职，省级实验室要求专职；各级结核病实验室人员推荐总数不低于3人（区县级）、6人（地市级）、10人（省级）。

2. 综合医院结核病诊断实验室人力资源设置以满足工作需求为原则。a、b不适用于综合医院检验科。

表5-3 2021年广东省结核病实验室和人员分布

地区	2021年报告发病数	实验室数量	总人数	2021年实验室平均人数	地市实验室数	地市实验室人数	地市实验室平均人数	县区实验室数	县区实验室人数	县区实验室平均人数
珠海	1090	6	32	5	2	18	9	4	14	4
云浮	1131	10	41	4	2	14	7	8	27	3
阳江	1196	3	20	7	1	8	8	2	12	6
潮州	1333	8	31	4	2	7	4	6	24	4
韶关	1491	9	24	3	1	5	5	8	19	2
河源	1592	7	25	4	2	11	5	5	14	3
梅州	1771	10	35	4	2	12	6	8	23	3
汕尾	1877	5	16	3	1	2	2	4	14	3
肇庆	2006	8	26	3	2	9	5	6	17	3
清远	2404	8	26	3	1	3	3	7	23	3
中山	2446	1	5	5	1	5	5	0	0	0
惠州	2507	6	29	4	1	4	4	5	25	5

续上表

地区	2021年报告发病数	实验室数量	总人数	2021年实验室平均人数	地市实验室数	地市实验室人数	地市实验室平均人数	县区实验室数	县区实验室人数	县区实验室平均人数
江门	2834	6	26	4	1	7	7	5	19	4
茂名	3082	6	40	7	1	14	14	5	26	5
揭阳	3155	8	27	3	2	7	4	6	20	3
佛山	3198	5	29	6	1	14	14	4	15	4
汕头	3480	6	28	5	2	17	9	4	11	3
东莞	3957	1	5	5	1	5	5	0	0	0
湛江	4547	9	41	5	2	10	5	7	31	4
深圳	5616	11	69	6	2	19	10	9	50	6
广州	8025	14	75	5	1	19	19	13	56	4
合计	—	147	625	—	31	211	—	111	414	3

从表5-3中可以看到，中山和东莞两市的实验室人员严重不足，工作量严重超出负荷。

3. 诊疗机构实验室设置状况（表5-4）

表5-4 2021年诊疗机构实验室设置状况

地区	实验室数量	总人数	高压锅数量	生物安全柜数量	取得PCR证的人数	取得PCR资质的实验室数
潮州	8	31	8	11	8	3
东莞	1	5	2	3	4	0
佛山	5	29	6	10	13	1
惠州	6	29	6	7	3	0
揭阳	8	27	12	20	13	1

续上表

地区	实验室数量	总人数	高压锅数量	生物安全柜数量	取得PCR证的人数	取得PCR资质的实验室数
茂名	6	40	11	16	15	0
梅州	10	35	12	14	16	1
清远	8	26	10	10	11	1
汕头	6	28	7	12	14	1
汕尾	5	16	5	6	25	5
韶关	9	24	9	13	12	3
深圳	11	69	26	42	36	4
阳江	3	20	4	4	8	1
云浮	10	41	16	16	40	4
湛江	9	41	9	15	14	0
肇庆	8	26	8	10	11	1
中山	1	5	1	3	4	1
珠海	6	32	9	12	25	3
河源	7	25	9	11	14	2
江门	6	26	6	12	8	1
广州	14	75	17	29	48	5
合计	147	650	193	276	342	38

4. 实验室病原学检查情况

（1）2021年广东省各市病原学阳性率分析

2021年全省肺结核登记数46 829例（占全人群的37.9/10万），全省2021年痰培养检测有66 112例，分子检测数量66 096例，其中病原学阳性数为27 810例，2021年病原学阳性率为59.4%。高于2020年全国病原学阳性率55.4%，较2020年的病原学阳性率57.4%提高了2%，见表5–5。

表 5-5 2021 年广东省各市病原学阳性率一览表

名称	肺结核登记数	其中病原学阳性数	病原学阳性率%
广州市	7 637	4 367	57.2
韶关市	1 369	731	53.4
深圳市	4 504	3 356	74.5
珠海市	1 122	719	64.1
汕头市	3 369	1 747	51.9
佛山市	2 670	1 568	58.7
江门市	2 440	1 562	64.0
湛江市	2 737	1 294	47.3
茂名市	2 465	1 313	53.3
肇庆市	1 877	1 173	62.5
惠州市	1 690	1 301	77.0
梅州市	1 693	1 082	63.9
汕尾市	1 080	439	40.6
河源市	1 002	694	69.3
阳江市	1 085	525	48.4
清远市	1 696	1 080	63.7
东莞市	3 301	1 987	60.2
中山市	1 730	984	56.9
潮州市	606	444	73.3
揭阳市	1 747	766	43.8
云浮市	1 009	678	67.2
合计	46 829	27 810	59.4

注：肺结核登记数不包括结核性胸膜炎；病原学阳性数包括涂阳、仅培阳和仅分子生物学阳性等患者数。

肺结核患者登记数前三：广州、深圳、东莞，最后三名：潮州、河源、汕尾；病原学阳性数前三：广州、深圳、东莞，最后三名：汕尾、潮州、阳江；阳性率前三：惠州、深圳、潮州，最后三名：汕尾、揭阳、湛江，见图5-3。

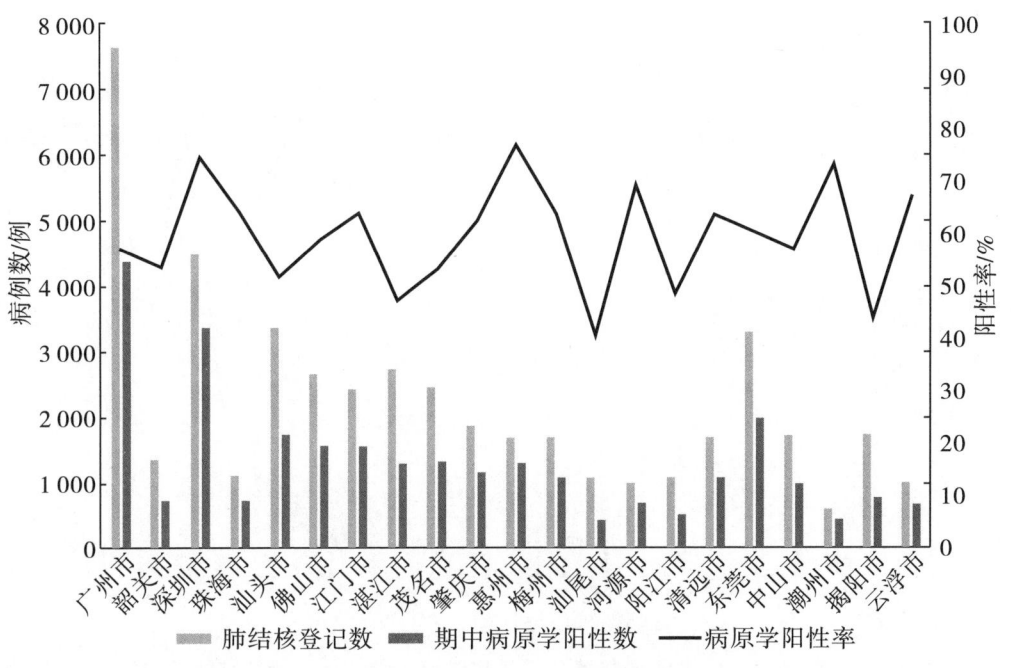

图5-3 2021年广东省各市肺结核患者病原学阳性情况

(2) 2021 年广东省各市涂阴肺结核痰培养或分子生物学检查分析

涂阴肺结核数前三：广州、深圳、汕头，最后三名：潮州、云浮、河源；痰培养或分子生物学检查数前三：广州、深圳、东莞，最后三名：潮州、中山、河源；痰培养或分子生物学检查率前三：梅州、深圳、云浮，最后三名：中山、揭阳、汕头，见图 5-4。

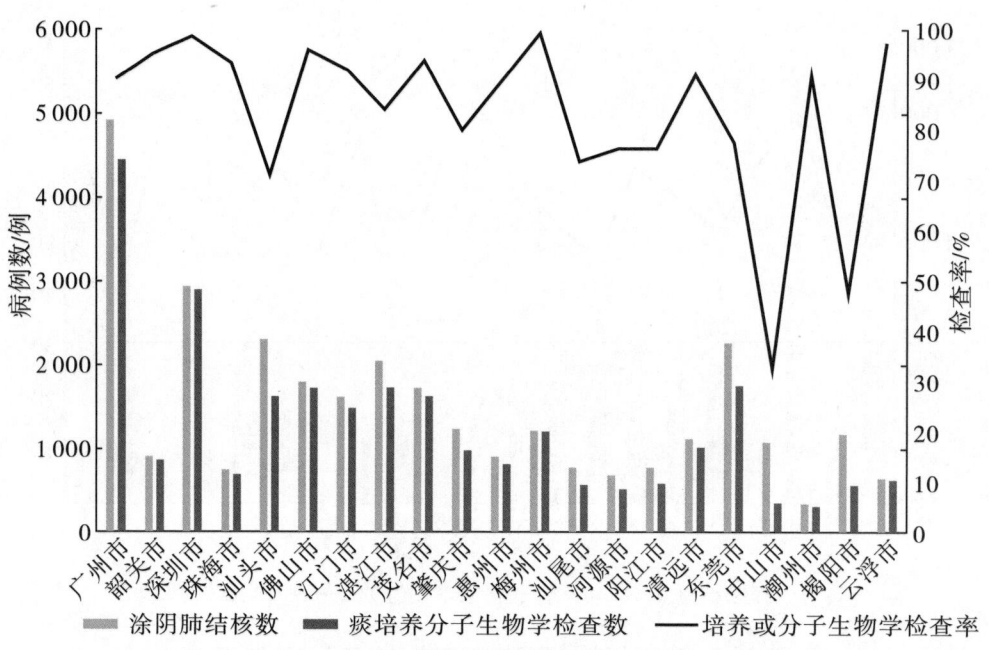

图 5-4　2021 广东省各市涂阴肺结核痰培养或分子生物检查情况

(3) 2021 广东省各市初诊患者查痰情况分析

初诊患者数前三：广州、深圳、东莞，最后三名：潮州、阳江、汕尾；查痰患者数前三：广州、深圳、东莞，最后三名：潮州、阳江、汕尾；查痰率前三：东莞、梅州、江门，最后三名：揭阳、汕头、潮州，见图 5-5。

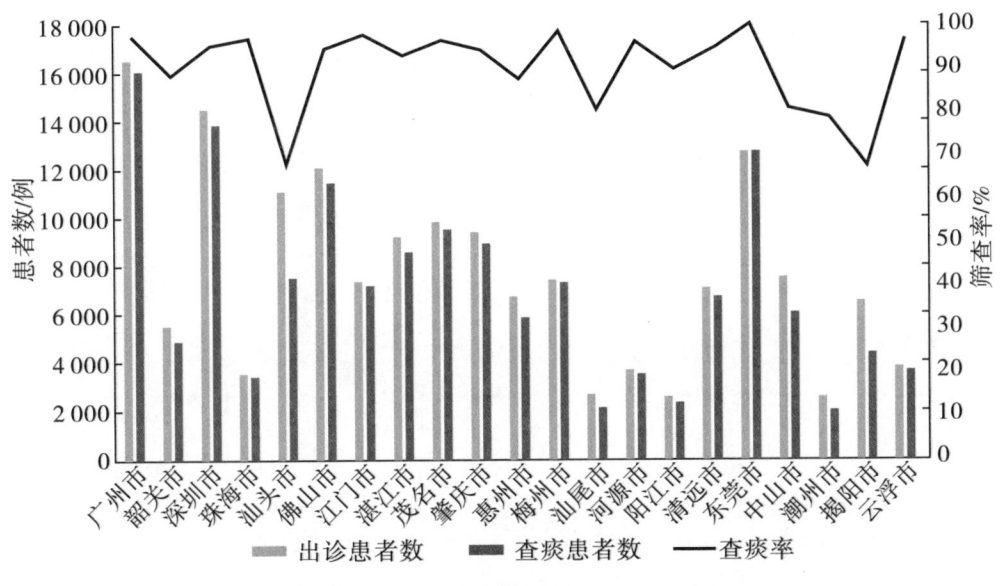

图 5-5 2021 年广东省各市初诊患者查痰情况

5. 耐药筛查实验室服务能力

(1) 2021 年表型药敏试验熟练度测试结果。

本轮 33 家实验室参加测试并上报结果，一线药物测试合格率为 97%（32/33），其中 30 家获得"优秀"；二线药物测试合格率为 81.8%（27/33），其中 12 家获得"优秀"。

地市级实验室中，汕尾市的一线和二线药物表型药敏试验熟练度测试都"待达标"，潮州二线药物表型药敏试验熟练度测试"待达标"，需要督促这两家实验室查找原因，提升实验室的检测能力；二线药物表型药敏试验熟练度测试只有惠州、揭阳、汕头、云浮、珠海、江门和广州等 7 个地级市实验室达到"优秀"，还有 14 个地市是"合格"或"待达标"；只有广州一家参加新药表型药敏试验熟练度测试并获得"优秀"，希望有更多的地级市实验室开展新药表型药敏试验,更好地为耐药患者服务,见表5-6。

表5-6 2021年表型药敏试验熟练度测试结果

序号	地区	一线药敏结果	二线药敏结果	新药药敏结果
1	潮州	优秀	待达标	—
2	汕尾	待达标	待达标	—
3	东莞	优秀	合格	—
4	佛山	优秀	合格	—
5	茂名	优秀	合格	—
6	梅州	优秀	合格	—
7	清远	优秀	合格	—
8	韶关	合格	合格	—
9	深圳	优秀	合格	—
10	阳江	优秀	合格	—
11	湛江	优秀	合格	—
12	肇庆	优秀	合格	—
13	中山	优秀	合格	—
14	河源	优秀	合格	—
15	惠州	优秀	优秀	—
16	揭阳	优秀	优秀	—
17	汕头	优秀	优秀	—
18	云浮	优秀	优秀	—
19	珠海	优秀	优秀	—
20	江门	优秀	优秀	—
21	广州	优秀	优秀	优秀

注:评价指标是一致率,合格是一致率≥90%,优秀是一致率≥95%;一线药指异烟肼、利福平、吡嗪酰胺。二线药指卡那霉素、阿米卡星、左氧氟沙星、莫西沙星。新药指贝达喹啉、利奈唑胺、氯法齐明、德拉马尼。

(2) 耐药结核病患者的发现

耐多药肺结核可疑者数前三：广州、汕头、深圳，最后三名：汕尾、阳江、潮州；其中完成药敏检查数前三：广州、汕头、深圳，最后三名：汕尾、阳江、潮州；筛查率前三：佛山、汕尾、广州，最后三名：湛江、潮州、揭阳/珠海，见图5-6。

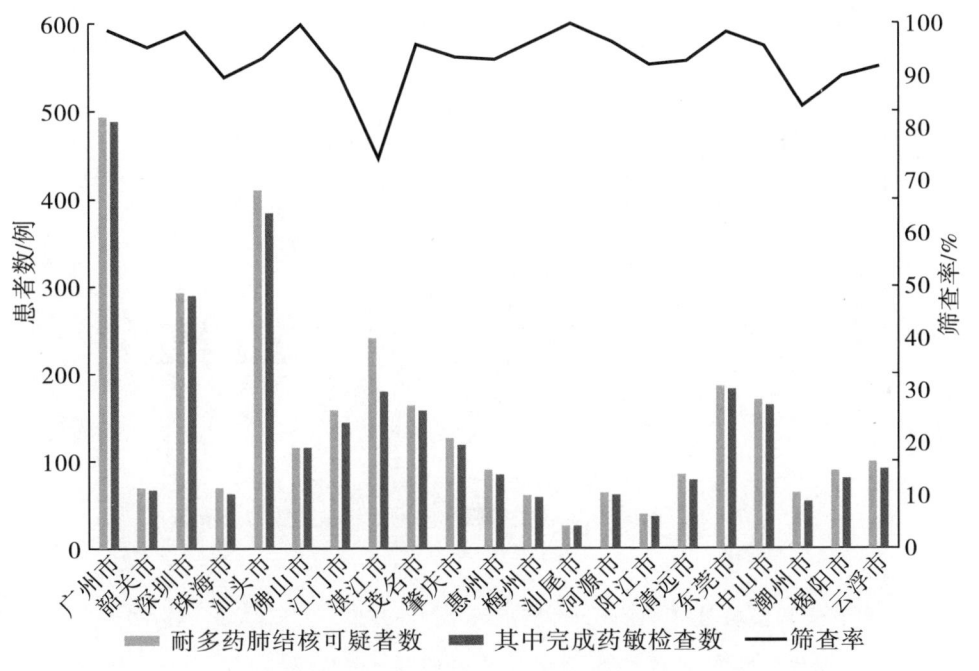

图5-6 2021年广东省各市耐多药肺结核可疑者筛查情况

涂阳肺结核患者数前三：广州、深圳、汕头，最后三名：汕尾、阳江、潮州；其中完成药敏检查数前三：广州、深圳、汕头；最后三名：汕尾、潮州、阳江；筛查率前三：佛山、深圳、东莞，最后三名：汕尾、湛江、潮州，见图5-7。

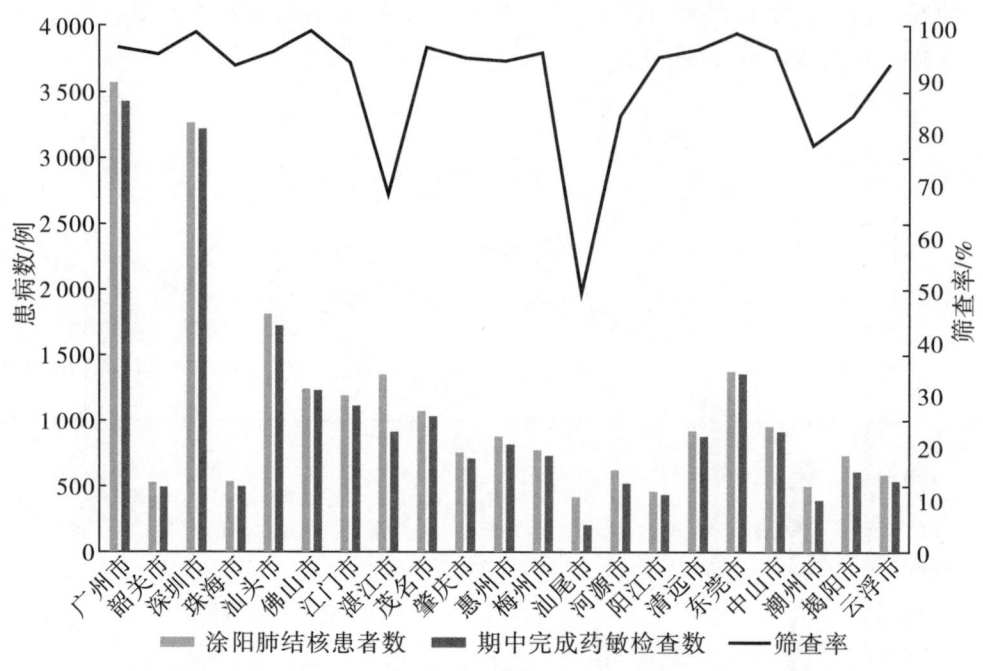

图5-7　2021年广东省各市病原学阳性肺结核耐药筛查情况

6. 结核病实验室需要加强的重点环节

（1）加强并规范各项检测技术的临床应用

基于现有的病原学阳性结果及初诊患者中开展分离培养和结核分枝杆菌核酸检测的比例仍然较低，未来在具备能力的基础上应进一步强调加强各项检测技术的临床使用。对MDR/RR-TB患者其他二线药物敏感性试验的检测能力、针对新型药物的药敏试验能力需要加强。

（2）加强实验室质量管理和人员能力建设

表5-3显示，一些地级市实验室的人员力量薄弱，如中山、东莞、揭阳、潮州、汕尾、惠州等市的实验室人员配置不足，工作量严重超出负荷。

全省结核病实验室未建立质量管理体系,实验室管理流程不规范,建议有基础的实验室开展结核病实验室星级评定,可以挖掘自身实验室存在的问题及不符合项,确定实验室是否能够提供及时、准确、可靠的结果,与国家相关规范、要求进行对标,确定有待改善的领域,从而进一步改善结核病实验室质量管理。

四、基层社区结核病健康管理的质量问题

(一)工作任务

根据《中国结核病预防控制工作技术规范(2020版)》和《国家基本公共卫生服务规范(第三版)》等文件要求,基层医疗卫生机构结核病防治工作主要任务包括:

(1)推介转诊:对辖区内前来就诊的居民或患者,如发现有慢性咳嗽、咳痰≥2周,咯血、血痰,或发热、盗汗、胸痛或不明原因消瘦等肺结核可疑症状者,在鉴别诊断的基础上,填写"双向转诊单"。负责筛查、推介或转诊肺结核可疑症状者或疑似肺结核患者到县(区)级结核病定点医疗机构明确诊断。1周内进行电话随访,了解其是否前去就诊,督促其及时就医。

(2)转诊追踪:负责转诊、追踪辖区内肺结核患者、疑似肺结核患者以及可疑症状的密切接触者。

(3)患者管理:负责对上级专业机构通知管理的肺结核患者开展居家服药治疗期间的督导管理以及与属地疾病预防控制机构的信息沟通,包括72小时内完成第一次入户访视患者;根据不同的管理方式开展督导服药和随访评估;当患者停止抗结核治疗后对其进行结案评估等。

与传统的直接面视下督导治疗(directly observed treatment, DOT)管理相比较,社区健康管理的效果有所加强。(详见表5-7)

表 5-7 结核病基层健康管理效果比较

公卫责任清单项目		传统 DOT 管理	社区健康管理
1. 信息监测管理		-	+
2. 患者管理	随访管理和健康教育	+	+
	中断治疗患者追踪	++	+
3. 患者发现	可疑症状者筛查转诊		+
	可疑症状者电话随访	++	+
	重点人群筛查登记	+	++
4. 预防性治疗协助管理		-	+

（4）主动筛查：协助疾病预防控制机构，结合基本公共卫生服务项目对辖区内糖尿病人、65 岁及以上老年人等重点人群开展筛查工作。

（5）健康宣教：开展对辖区内居民的结核病防治知识宣传。

附：基层社区结核病健康管理的绩效评价情况

（一）患者管理

（1）肺结核患者管理率（≥90%）= 已管理的肺结核患者人数/辖区同期内经上级定点医疗机构确诊并通知基层医疗卫生机构管理的肺结核患者人数×100%。

指标依据：《国家基本公共卫生服务规范（第三版）》。

（2）肺结核患者规则服药率（≥90%）= 按照要求规则服药的肺结核患者人数/同期辖区内已完成治疗的肺结核患者人数×100%。规则服药：在整个疗程中，患者在规定的服药时间实际服药次数占应服药次数的 90% 以上。

指标依据：《国家基本公共卫生服务规范（第三版）》。

（3）肺结核患者规范管理率（≥90%）= 规范管理的肺结核患者人数/同期辖区内管理且完成治疗的肺结核患者人数×100%。

指标依据：《遏制结核病行动计划（2019—2022）》。

(二) 患者发现

(1) 老年人肺结核可疑症状筛查率（≥95%）＝抽查老年人在基本公共卫生项目年度体检中心进行了肺结核可疑症状筛查的人数/总抽查老年人数×100%。

(2) 糖尿病患者肺结核可疑症状筛查率（≥95%）＝抽查糖尿病患者在基本公共卫生项目上季度随访中进行了肺结核可疑症状者筛查的人数/总抽查糖尿病人数×100%。

(3) 结核病可疑症状者推介/转诊率（≥95%）＝开具"双向转诊单"的结核病可疑症状者人数/抽查结核病可疑症状者人数×100%。

指标依据：《中国结核病防治工作技术指南－综合质量控制核查手册》。

(二) 存在问题

目前，全省已有14个地市使用了"广东省基层医疗卫生信息系统"进行肺结核患者管理，实现了肺结核患者管理信息化，进一步提高了肺结核患者健康管理服务质量。深圳、佛山、东莞等地自主研发了肺结核患者健康管理相关信息系统：深圳市在原有全市设置643家社区健康服务中心电子服药点的"一卡通管"模式基础上，研发的管理系统将患者诊断、治疗和管理等过程信息一体化，充分实现了互联共享；佛山市的信息系统专门设计断药追踪板块，详细记录患者漏服药追踪情况，包括追踪单位、追踪人员、追踪日期、追踪方法、追踪结果并可备注记录患者漏服药原因等，有助于健康服务与质量管理水平的持续提升。省内大部分县区结防机构与乡镇/社区基层机构建立了工作机制和沟通联系渠道，确保确诊患者信息及时通知乡镇/社区基层机构。东莞、惠州等地市借助"工作群通知＋电子管理通知单"的双保险措施，将每一例患者信息第一时间通知所在地的乡镇/社区基层机构，确保防痨医生及时落实患者的随访和治疗管理。揭阳市县区级结防机构和基层医疗机构建立了较好的信息联动协同机制，能够有效及时共享患者诊疗信息，全程管理情况能够如实、规范地在省基层医疗卫生信息系统填报材料中体现，随访记录完整，完成疗程后及时结案评估。然而，基层社区结核病健康管理仍存在如下问题。

1. 项目管理机制有待进一步优化

2021年基本公共卫生服务项目远程评价中发现，大部分地市对肺结核病患者健康管理项目终末指标管理尤其重视，但对过程信息准确性及患者服务获得感等方面质量管理欠缺重视。例如，随访方式主要为电话随访但患者个人信息中多名患者联系电话相同；患者随访信息与门诊病案记录存在不一致，如门诊病案记录患者于2021年10月12日停止治疗，原因为"转耐多药治疗"，但系统显示原因为"完成治疗"；省系统中患者结案评估情况填报信息存在明显错误，如"应访视患者13次，实际访视130次"。

2. 服务实施的规范性有待持续强化

部分机构的患者健康管理服务措施落实不到位。个别结防机构将拒绝治疗或不愿接受基层管理的患者也下发"治疗管理通知"给基层机构，导致患者管理工作无法落实；部分患者第一次入户随访时间超过3天。个别地区的患者服药管理方式大多数采用自服药；大部分患者随访管理方式是电话随访，未视患者具体情况遵照分类管理原则落实；患者治疗期间出现的不良反应及并发症没有及时掌握与处理；患者疗程变更时，结防机构未通知基层机构，导致管理不规范。例如：患者叶某山治疗过程中死亡，但考核时系统显示仍未进行结案评估。

3. 患者管治信息亟需机构间互通共享

肺结核治疗周期长，病程进展和治疗方案存在动态变化的情况，亟需县区级结核病防治机构与基层卫生机构之间建立无缝衔接的沟通机制，特别是流动人口肺结核患者的健康管理服务。如，粤西地区患者林某东于2021年8月4日转出至深圳龙华治疗，经了解该患者后续在深圳治疗，但基层机构将患者判断为丢失，这提示县区级结防机构与基层卫生机构存在信息沟通不顺畅问题。部分地区随访记录表填写的内容欠规范，患者治疗疗程延长时，随访记录没有任何说明内容，或是随访信息与服药记录卡信息无法对应互证。

4. 信息系统的优化与应用仍需要持续推动

结核病防治机构与基层卫生机构应紧密联动以实现信息系统的持续优化改进。目前，广州市、江门市等尚未应用省基卫平台或建成相关平台，未能实现实时远程评价。此外，省基卫平台主要关注肺结核患者健康档案和随访记录，但可疑症状者的发现转诊及每日服药督导等功能尚为空白，缺乏字段基础逻辑校验等功能；深圳市管市慢性病防治中心牵头建设的结核病管理信息系统，功能完备、使用流畅，但未能与区域全民健康档案系统实现信息共享，各自信息孤立难以形成协同效应。2021年省内抽样地市开展远程传染管理质量的复核，结果是远程复核各指标均优于地区自查结果（见表5-8）。

表5-8 2021年度肺结核患者健康管理工作指标远程复核结果与地区自查结果

评价分组	评价地市	评价县（市、区）	肺结核患者规则服药率/%	
			远程复核结果	地区自查结果
珠三角组	广州	番禺区	80.00	99.68
	深圳	盐田区	100.00	100.00
	佛山	南海区	80.00	95.03
	珠海	香洲区	60.00	98.77
	东莞	—	100.00	99.90
	中山	—	90.00	89.87
	韶关	仁化县	100.00	97.22
	汕头	龙湖区	100.00	100.00
	江门	新会区	80.00	96.43
	湛江	赤坎区	70.00	100.00
	茂名	茂南区	80.00	98.61

续上表

评价分组	评价地市	评价县（市、区）	肺结核患者规则服药率/%	
			远程复核结果	地区自查结果
珠三角组	肇庆	高要区	100.00	97.27
	惠州	龙门县	100.00	100.00
	梅州	蕉岭县	80.00	100.00
	汕尾	陆河县	90.00	100.00
	河源	东源县	80.00	100.00
	阳江	阳春市	100.00	93.66
	清远	连州市	100.00	95.36
	潮州	饶平县	100.00	100.00
	揭阳	揭东区	100.00	99.28
	云浮	云安区	90.00	97.37

注：省基卫办邀请专线机构共同编制评价方案，指标选择患者管理相关指标为主。

5. 专病机构在患者健康管理指导上存在缺位现象

肺结核患者健康管理服务工作接受双重管理。一是项目管理，由各级基本公共卫生服务项目办公室负责；二是专病管理，由各级结核病防治机构负责。但考核显示，大部分地市的专病机构在肺结核患者健康管理服务的技术指导方面有缺位现象。对于使用"广东省基层医疗卫生信息系统"的14个地市，省市县三级都没有该系统的管理账户，日常工作中难以有效介入与系统录入相关的质量监管。同时，该系统在管理功能开发上也不完善，对于有账户的项目管理机构也难发挥作用。

（三）工作建议

1. 加强组织领导，完善项目管理机制

各级卫生行政部门须重视肺结核患者健康管理服务等专病项目的组织

管理，建立健全专病管理工作运转机制。尤其是县区级卫生行政部门，需强化"三级防痨网络"建设，推动专病机构履行专业技术指导职责，并为专病机构履行职责提供必要条件。

2. 加强服务规范，推动措施落细落实

建议各级卫生行政部门和基本公共卫生管理机构充分发挥结核病防治专业机构力量，调动并纳入其专业骨干参与项目质量管理工作，结防-基卫双线联动、防控-管理双管齐下，共同推动肺结核患者健康管理工作的开展。

3. 加强合作联动，提升信息共享水平

目前，我国实施"三位一体"新型结核病防治服务体系，重点在于"一体"，而"一体"的重点在于机构间的合作联动。建议在卫生行政部门和各级基本公共卫生管理机构的牵头下，建立结核病防治机构与基层卫生机构的工作协同与信息联动，促进提升肺结核患者信息的共建共享水平。

4. 加强指导培训，深化健康管理内涵

建议各级以评价为契机，强化对《国家基本公共卫生服务规范（第三版）》工作流程、工作细则和实施细节进行专题培训。各级结防机构应当主动承担结核健康管理服务项目工作的技术指导，尤其是县区级结防机构，要将基本公卫工作与日常防控规划督导相融合，坚持"立行立改"，做实"同题共答"，推动管理服务措施落到实处。

5. 持续升级迭代，强化系统应用推广

建议持续推动省基本公共卫生信息平台的升级优化与推广应用，以基层需求为导向、流程优化为重点、效率提升为目标，强化专病管理与基本公卫管理在各方面工作上的融合。基本公卫管理机构作为基本公卫服务项目的主导机构，要全盘考虑各专病在基本公卫工作开展及其发展条件，为专病机构与基本公卫融合提供帮助和保障。

第三节　重点地市结核病防治质量促进行动

一直以来，由于历史的原因，广东省各地经济呈现不平衡、不充分发展的状况，造成了结核病防治体系和能力建设差异大、提升难的局面。"十三五"期间广东省的结核病漏登漏报调查结果显示：广东省结核病的专病漏登记率近40%，活动性肺结核的诊断符合率不足50%，不规范诊断率近40%。结核病防治质量不足的问题，不但影响患者的医疗满意度和获得感，更影响到疫情的科学研判及政策制定。为促进广东省结核病防治事业的高质量发展，"十四五"期间，广东省结核病控制中心将根据各地的实际情况，在省内排名靠后的8个地市，针对性地开展结防质量促进行动，以实现省内各地市的结防事业均衡、整齐、快速发展的规划目标。

一、指导思想及促进策略

以坚持实事求是、创新发展的新发展理念，贯彻健康中国、健康广东的发展战略为指导，结合广东具体实际，以促进省内经济欠发达地市的结核病防治事业的均衡、整齐、快速发展为目标。以"十三五"期间对省内排名后8位地市的经济概况、结防体系、技术能力、政策保障等调研结果为基础，在"十四五"期间，充分发挥广东省结核病控制中心在规划策略调研、疫情应急处置、诊疗质量控制等方面的业务专长，找准各重点地市结防质量促进的切入点，对重点地市开展精准技术帮扶和质量建设。具体的促进策略安排，见表5-9。

二、目前主要工作进展

（一）加强重点地市的政策及体系调研，找准关键问题

2021年以来，广东省结核病控制中心先后对河源市、云浮市、汕尾市、揭阳市、湛江市等省内经济欠发达的重点地市进行了有针对性的规划调研。重点围绕当地的政策保障、定点医院以及基层机构结防工作能力与质量等问题进行深入调研。如针对河源、揭阳市定点医院履职不到位，云浮、汕尾市结防机构技术能力薄弱，湛江市医保定点医院服务积极性不高等问题，向当地卫健部门提交专题调研报告，为当地政府部门提供政策参谋及"把脉诊病"服务。

（二）以重大疫情处置为契机，帮助重点地市能力提升

两年来，省结控中心在省卫健委领导及疾控处的指导下，高度重视加强结核病重大疫情尤其是学校结核病聚集性疫情的处置能力培训及防控机制的构建。为切实提高现场疫情处置及应急能力，针对河源、茂名等地市出现的重大学校聚集性疫情，省结控中心分别派出专家组驻地指导市县两级机构的疫情处置，从筛查、管理、诊疗、宣教、整改等技术环节，"手把手"指导基层防治人员按规范指导处理。一方面让疫情得到妥善有效处理，另一方面扎实地培养了当地防疫骨干人员，并为未来的全省防疫专题高质量培训提供了鲜活的教材。目前，河源、茂名、汕尾等欠发达地市的学校结核病疫情处理能力有了质的飞跃，一批抗疫骨干人才脱颖而出。尤其是对地市级卫健局提出成立全市结核病防治专家组的要求，有利于集中利用全市专家资源，弥补防治机构专家不足的短板，共同推动当地结核病防治工作。

（三）开展针对性技能培训，提高诊疗质量水平

2021年初，针对河源市、茂名市接连出现的聚集性疫情处理工作中暴露出的当地防治机构能力不足的突出问题，省结控中心紧急举办了粤东地区和粤西地区"学校结核病疫情处置培训班"两期、"结核病临床诊断专题培训班"多期，培训课程包括学前摸底、理论介绍、案例分享、病例讨论、培训考核等，力求理论联系实际，让学员的培训学习达到知、信、行的统一，学以致用、学之能用，培训学员达1000人次以上，取得了切实的培训效果。

（四）梳理当地政策"堵点"，破解医防合作难题

长期以来，湛江市的结核病患者登记比例及总体到位率低的主要原因是港区医院截留了大量的结核病患者，历史上该院是一家以结核病为专长的综合医院，当地卫健部门协调市防治所与港区医院关系的效果不佳。省专家督导组多次到湛江市调研，以提高医疗服务能力及保护先进生产力为思想指导，做了大量深入、细致、科学的思想引导，统一共识，理顺患者归口管理，把港区医院纳入定点医院，并明确港区医院作为定点医院登记患者的职责。通过促进医防两家的合作，最大的体系建设问题得到历史性解决，湛江市结核病登记比例及病人的登记到位率明显提高。

三、存在问题及建议

（一）费用保障政策有待进一步加强

全省结核病患者尤其是耐多药结核病患者的医疗费用保障问题，一直是广东省结防事业发展的突出短板。上述重点地市中有些地市的耐多药肺结核患者纳入治疗率极低甚至为零（如揭阳、汕尾），除了定点医院的服务提供存在问题外，医疗费用保障尤其是社会医保不足，是根本性原因。政

府部门应从公共卫生安全的角度考虑加强患者费用保障，切实提高耐药结核病人的医疗服务可及性。

（二）耐多药结核医疗服务供给尚未普及

正是因为经济欠发达及费用保障不足等原因，目前地市级定点医院（也是耐药定点医院）的耐药结核病诊疗服务运营不顺畅。大部分地市（如云浮、湛江）的定点医院对结核病诊疗业务尤其是耐多药结核诊疗业务开展积极性不高。由于结核病患者医疗支付能力不高，医院对药物的配置也出现不足或滞后的现象，耐多药结核病诊疗服务运营未能进入正轨，纳入治疗率未达指标要求。

（三）结核病质控中心网络平台建设有待深化

目前，省结核病诊疗质控中心组织架构及各地市质控中心尚未完全建立健全。省结控中心一边开展重点地市的质量促进行动，一边编制诊疗质量督导检查标准，开展针对性的质量培训活动。更加完善、更加强有力的科学的诊疗质量体系有待进一步构建，质控检查要求也有待循序渐进地开展，相关质控标准也有待逐步推出。

质量行动，宗旨为民。由于欠发达地市基层能力薄弱的客观原因，广东省结核病防治事业"既要仰望星空，更要脚踏实地"。目前，随着医防合作、医防融合策略的实施，广东省结核病的医疗机构、防治机构技术力量正在结合、整合、融合；防治质量建设也从规范质量向经验质量深化；质量培训也在不断改进，务求实效；基础质量建设得到空前重视。展望未来，我们充满信心。

表 5-9 广东省"十四五"重点地市结核质量促进策略安排表

重点地市	地市概况及主要问题特点（含市情、概况、问题、对策）	调研建议	防治规划策略				疫情应急处置		诊疗质量控制					质量管理
			归口检查	政策医保	医防融合	实验能力	疫情监测	疫情处置	新生体检	耐药技术	远程会诊	中心进修	质量培训	
1. 汕尾市	汕尾市是广东省著名的渔港城市，列入广东省沿海经济带发展规划，下辖海丰县是中国第一个县级苏维埃政权诞生地。据2021年统计报告，该市陆地面积4 865 km²，常住人口269万，人口密度552人/km²，2021年GDP为1 288亿元。报告发病率58.2/10万。结防体系呈市弱区强状态，市级防治机构功能不全、专科实验室功能弱化，专业人员严重缺乏，医疗服务功能已退失。目前，市级防治机构与市专科实验室委托城区人民医院、所合作不足，市专科实验室委托城区人民医院，医防合作差。定点医院为市人民医院，医防合作差。自2019年市汕尾市华附疫情后，目前汕尾市公共卫生临床中心（12亿），疫情处置高度重视，2021年市政府规划等建市公共卫生临床中心（12亿），以求根本性解决全市急慢性传染病防疫能力不足的问题。目前汕尾市除新建深汕中心医院、市中医院、市公卫中心等三家医疗机构外，原委托给中信集团的市人民医院、市精神病院、市妇幼医院也回归市政府管理。市政府在"十四五"规划中提出汕尾卫生事业综合水平达到全省中上游水平的建设目标，全市卫生事业有望实现"弯道超车"一举摆脱全省落后地位形象。**建议**：加快完善市县两级的体系建设，尤其是市耐药结核定点医院建设，通过医共体等管理机制改革，加强县级结防能力建设。			√		√				√	√		√	

续上表

	地市概况及主要问题特点 (含市情、概况、问题、对策)	防治规划策略			质量促进措施			诊疗质量控制				
		调研建议	归口检查	政策医保	医防融合	实验能力	疫情监测	疫情应急处置	新生体检	耐药技术	远程会诊	中心进修	质量培训	质量管理

重点地市

2. 揭阳市 | 揭阳市位于广东省东南部，北靠梅州，南濒南海，东邻汕头、潮州，西接汕尾，陆地面积5 240.5 km²，常住人口561.8万人，人口密度1 165人/km²，2021年GDP为2 265亿元，全市肺结核报告发病率为45/10万。全市现辖榕城区、揭东区两区和惠来、揭西两县，代管普宁市（县级），并设立揭阳空港经济区。

结防体系呈市弱区强状态，市级防治机构功能不全，仅有专科实验室，专业人员严重缺乏，医疗服务功能已退失。目前市级防治机构2名专业结防医生，所合作差。防治机构仅1名防控医生及空港区结防机构技术力量薄弱。市政府拟在荣军医院整合慢病防治机构，但担心减少一个机构。普宁和揭东防治机构技术力量稍强，目前仍未有明确思路；以目前全市结核防控现状，公共卫生临床中心、普宁及各县区结防机构的建设至关重要，普宁市有一定的示范作用。2021年的学校聚集性疫情处理，更是充分体现出全市结防力量的薄弱，面上医防合作差，耐药机构建设有待加强。

建议：通过创新管理机制改革，加强市县两级的定点医院建设；进一步提高收、慢病防治机构新编制，完善市级及县区结防领导重视门诊创收，耐药患者医疗费用保障机制。 | √ | | √ | √ | | √ | | | | | | √ | |

续上表

重点地市	地市概况及主要问题特点（含市情、概况、问题、对策）	防治规划策略					质量促进措施				诊疗质量控制		质量管理
		调研建议	归口检查	政策医保	医防融合	实验能力	疫情监测	疫情应急处置	新生体检	耐药技术	远程会诊	中心进修	质量培训
3.潮州市	潮州市是广东省东部沿海的港口城市，全市总面积3 160 km²，下辖潮安区（含枫溪功能区）、湘桥区和饶平县。常住人口为257.5万人，人口密度814.7人/km²，2021年GDP 1 244.85亿元，全市肺结核报告发病率64.07/10万。潮州市结防体系呈市弱区强状态，市级防治机构功能不全，仅有专科实验室，专业人员严重缺乏，医疗服务功能已退失。目前市级医院、市人民医院是定点医院，耐药结核医疗服务能力尚可，但医保水平不足，耐药医疗服务可及性不高，疫情处置能力差。急需协调成立市级质控中心及专家组。潮州市基层机构能力严重不足。县区结防合作不佳（到位率不达标、无疫情培养，潮安防机构重建，县级结防定点医院，已有定点医院。县区实验室普遍不达标，登记率明显下降，肺结核报告发病率明显是"十三五"期间，肺结核报告发现定点医疗机构的漏报漏登现象特别是院内转诊未落实及定点医疗机构的漏报漏登措施落实不到位，追踪记录不详细，基层转诊推荐肺结核疑似者明显不足，需进一步提高力及发现水平。 建议：通过创新管理机制改革，加强市县两级的定点医院建设；进一步提高耐药患者医疗费用保障机制。			√	√			√					√

续上表

	地市概况及主要问题特点（含市情、概况、问题、对策）	防治规划策略					质量促进措施 疫情应急处置			诊疗质量控制			质量管理
		调研建议	归口检查	政策医保	医防融合	实验能力	疫情监测	疫情处置	新生体检	耐药技术	远程会诊	中心进修	质量培训
重点地市 4. 湛江市	湛江市位于祖国大陆最南端，广东省西南部，包括雷州半岛全部和半岛以北一部分。东濒南海，南隔琼州海峡，与海南省相望，西临北部湾，总面积 13 263 km²，是我国重要的军港城市，是全国 14 个沿海开放的港口城市之一。常住人口 703.09 万人，人口密度 530.08 人/km²，2021 年 GDP 3 559.3 亿元，全市肺结核报告发病率 64/10 万。湛江市下辖 9 个区县。市结防所承担整个地市的结防业务指导以及赤坎区、霞山区、坡头区、麻章区 4 个城区的结防业务，吴川、廉江、遂溪、雷州以及徐闻等 5 个县区的结防业务均由各自的慢病防治站、除徐闻县慢性病防治站等 1 个专业单位。近年，湛江市结防事业公益一类保障，结核病患者医疗保障水平低，耐药结核诊疗能力曾一度衰退，医生人数严重不足，但各县区结防机构仍存一定的诊疗能力。目前港区医院政府行政部门推动为公益一类保障，结核病患者得到有效解决。市结防肺结核"看病难、看病贵"问题基本理顺，已成立结核病定点医院，费用保障及耐药结核人治疗率极低，总体到位率明显改善。建议：通过创新管理机制改革，加强市县两级的定点医院建设；进一步提高耐药患者医疗费用保障机制。			√				√			√		√

续上表

重点地市	地市概况及主要问题特点（含市情、概况、问题、对策）	防治规划策略					质量促进措施							
							疫情应急处置			诊疗质量控制			
		调研建议	归口检查	政策医保	医防融合	实验能力	疫情监测	疫情应急处置	新生体检	耐药技术	远程会诊	中心进修	质量培训	质量管理
5.茂名市	茂名市于广东省西南部，鉴江中游，东临阳江，西临湛江，北连云浮和广西壮族自治区，南临南海。茂名是中国华南地区最大的石化基地，为中国南方重要的石化生产出口基地和广东省的能源基地。全市"三高农业"蓬勃发展，香蕉、荔枝、龙眼等"岭南佳果"驰名中外，是"中国最大的水果生产基地"，水产养殖久负盛名。全市陆地总面积11 455 km²，海域面积75km²，常住人口621.97万，人口密度543.15人/km²，2021年GDP 3 698.1亿元，全市肺结核报告发病率52/10万。茂名市结核防治技术能力排在全省中游水平，高于河源和云浮，2个区级结核防控中心和市级专家组，拥有120张床位，2个区级结核机构，全市较大县区，区慢病中心能力尚可，所需诊疗措施齐备，但业务规范性培训不足。化州市结核机构放在市疾病控制中心，人员老化严重。历经2021年重大疫情处理后，市疫情处理能力大大提高。化州市、电白区等当地政府重视程度明显提高。建议：加强市县两级的定点医院建设，以此带动基层机构的能力建设；进一步提高耐药患者医疗费用保障机制；加快县区级的人才建设。				✓				✓			✓	✓	

续上表

重点地市	地市概况及主要问题特点（含市情、概况、问题、对策）	防治规划策略				质量促进措施			诊疗质量控制			质量管理
		调研建议	归口检查	政策医保	医防融合	实验能力	疫情监测	疫情应急处置 疫情处置	新生体检	耐药技术	远程会诊	中心进修	质量培训
6. 云浮市	云浮位于广东省西部，东接珠江三角洲。下辖云城区、云安区、郁南县、新兴县，代管罗定市（是云浮市最大的县级市），全市总面积7 785.16 km²，常住人口239.33万，人口密度307人/km²，其中，山区面积占60.5%，丘陵面积占30.7%，是广东省典型的山区城市。2021年GDP 1 138.97亿元，全市肺结核报告发病率44.8/10万。 市、县两级防治机构人力不足问题十分突出，罗定六院（定点）有结核诊疗服务，床位170张，有一定的医疗基础，但结核专科水平低，结核病核书写不到位。各县区结核专科能力不足是共性问题。市级人民医院承担市、县书写不到位。各县区结核专科能力不足是共性问题。市级人民医院承担市结防综合整合成公卫临床中心未定。罗定市有一定的技术硬件基础发展公卫医院（仿普宁），2020年已迅速成立市级质控中心，耐药肺结核患者医疗费用保障也是亟需解决的问题。 建议：通过创新管理机制改革，加强市县两级的定点医院建设，并以此带动市县两级结核防治能力建设；进一步提高耐药患者医疗费用保障机制。				√	√		√				√	

续上表

重点地市	地市概况及主要问题特点 （含市情、概况、问题、对策）	质量促进措施									
		防治规划策略					疫情应急处置			诊疗质量控制		
		调研建议	归口检查	政策医保	医防融合	实验能力	疫情监测	疫情应急处置	新生体检	耐药技术	远程会诊	中心进修	质量培训	质量管理

重点地市	地市概况及主要问题特点	调研建议	归口检查	政策医保	医防融合	实验能力	疫情监测	疫情应急处置	新生体检	耐药技术	远程会诊	中心进修	质量培训	质量管理
7. 河源市	河源市别称槎城，位于广东省东北部，东江中上游，全市面积 15 654 km²，常住人口 284.09 万，人口密度 181 人/km²。是东江流域客家人的聚居中心，沿海经济开放区。2021 年 GDP 1 274 亿元，全市肺结核病报告发病率 52.6/10 万。 市政府对慢病事业高度重视，批准成立市公卫中心以提高传染病包括结核病在内的防治能力。区县防治机构基本实现公益一类的保障。但目前市级结核病住院定点医院服务不到位；院所合作及住院服务有待加强；基层单位防治力量亟待加强，如东源、紫金、和平等。 建议：通过管理机制创新，加强市、县级定点医院能力建设（市级实施三位一体模式；县区级实施医防共体模式）；探索学校结核病疫情防控长效机制。			√	√		√			√				√

续上表

重点地市	地市概况及主要问题特点（含市情、概况、问题、对策）	防治规划策略					质量促进措施					诊疗质量控制				质量管理
		调研建议	归口检查	政策医保	医防融合	实验能力	疫情监测	疫情应急处置	新生体检	耐药技术	远程会诊	中心进修	质量培训			
8. 梅州市	梅州市是广东省具有历史悠久的文化名城。下辖梅县市、梅江区。全市陆地面积15 864.51 km²，常住人口387.69万，人口密度244人/km²，2021年GDP 1 308.01亿元，全市肺结核报告发病率48.5/10万。结防体系呈市弱区强状态，市级防治机构功能不全，仅有专科实验室，专业人员严重缺乏，医疗服务功能已退失。2021年市内精神病医院疫情处理能力尚可，梅县机构结核病医疗服务能力尚可，但医保水平有待提高。耐药医疗服务可及性及疫情处置能力差。建议：通过创新管理机制改革，加强市县两级的定点医院及基层卫生机构功能力建设；进一步提高耐药患者医疗费用保障机制。	√			√		√						√			

第四节　广东省结核病防治专项资金的筹集与管理

作为全球三大疾病之一的结核病对人类的健康影响巨大。结核病防治专项资金是财政或上级单位为贯彻落实结核病防治规划，进一步加强结核病防治控制工作而安排的公共卫生专项资金，对实现 2035 年终止结核流行的全球目标具有极其重要的意义。所以，探讨筹集和管理结核病防治专项资金有其独特的重要性。该资金有三个特点：一是有多种来源渠道；二是用于特定事项；三是需要单独核算。本节以广东省结核病防治专项资金（以下简称"专项资金"）的来源渠道为起点，分环节从专项资金的管理原则、预算管理、使用管理、监督管理等角度论述广东省结核病防治专项资金的管理过程，结合实践指出管理中存在的问题和相应的对策建议。实践证明，筹措结核病防治专项资金，并加强规范管理、提高使用效益，对结防事业高质量发展有非常重要的现实意义。

一、资金的筹集

（一）筹集渠道

1. 中央补助地方结核病防治专项资金

中央补助地方结核病防治专项资金，主要根据疫情报告和疾病防治规划及防治工作要求，按因素法进行分配。财政部、国家卫健委根据各地医疗卫生资源现状和财力状况、疾病流行情况和当年实际需要、专项资金使用效益和管理等情况，统筹规划中央和地方有关部门、国外贷款等渠道已安排的各项资金，综合平衡后，研究提出资金分配方案，并组织专家进行评审后按程序确定。省级财政、卫健部门在收到中央财政专项资金补助和项目管理方案后，应结合本省实际情况，并参照中央专项资金分配办法和项目管理方案要求，制定专项资金实施方案，及时将中央专项资金分配到市（地）或县（市、区）项目实施单位，同时将专项资金分配方案下发各地财政局及卫生局，抄送财政部驻当地财政监察专员办事处。

2. 各级地方财政提供的结核病防治专项资金

根据上级下达的结核病防治年度防治任务，卫健部门按照结核病防治工作年度任务指标编制经费预算，上级财政部门督促地方财政及早安排结核病控制项目专项资金，保障项目工作正常进行。地方财政部门将结核病防治项目经费指标纳入当地年度财政预算安排，做到及时拨付、足额到位。

（二）筹集情况

广东省结核病防治专项资金筹集情况见表5-10。

表5-10 2016—2022年广东省结核病防治专项资金筹集情况

年份	总投入/万元	人均/元	中央级投入/万元	省级投入/万元	地市级投入/万元	县区级投入/万元
2016	14 590.54	1.34	4 451.00	1 600.00	2 832.57	5 706.97
2017	15 970.45	1.45	4 137.00	1 700.02	3 115.47	7 017.96
2018	18 041.60	1.62	4 407.42	1 736.25	3 922.12	7 975.81
2019	21 292.73	1.88	6 157.26	1 634.86	4 992.78	8 507.83
2020	20 974.27	1.82	6 752.91	1 420.35	4 382.44	8 418.57
2021	21 041.98	1.67	6 860.78	1 116.12	4 160.63	8 904.45
2022	17 786.37	1.40	5 392.66	1 377.93	4 174.47	6 841.31
合计	129 697.94	1.60	38 159.03	10 585.53	27 580.48	53 372.90

注：数据为2016—2022年的预算经费，以省内各地区上报的到位金额计算。

由表5-8可知2016—2022年各级财政总体加大了对广东省结核病防治专项资金的投入，七年间，广东省结核病防治专项资金总共筹集了129 697.94万元，其中，中央级投入了38 159.03万元，省级投入了10 585.53万元，地市级投入了27 580.48万元，县区级投入了53 372.90万元。

2016—2022 年结核病防治专项资金人均投入为 1.60 元。2016—2019 年人均投入逐年增加，分别为 1.34 元、1.45 元、1.62 元、1.88 元。2020 年新冠疫情发生之后，2020—2022 年人均投入逐年减少，分别为 1.82 元、1.67 元、1.40 元。

广东省每年结核病报告发病近 6 万例，报告发病率仍居全国中上水平，与广东省经济发展水平不相称。结核病防治专项资金的筹集、投入对遏制结核病有着深远影响，结核病政策经费不足，患者疾病经济负担较重，在要求加强对结核病防治经费投入的同时，也要求加强结核病防治专项资金的管理，努力提高结核病防治专项资金的使用效益，推动全省结核病防治工作的可持续发展。

二、管理原则

（一）基本原则

为切实规范结核病防治专项资金管理，深化预算编制执行监督管理改革的部署要求，保障资金安全、高效运行，最大可能地发挥资金使用效益，专项资金管理应遵循以下基本原则：

1. 集中财力，保障重点

要加强上下级资金、不同预算体系资金、以往年度资金的统筹使用，集中财力办大事。

2. 规范设立，严控新增

专项资金设立应符合公共财政支出范围，遵循财政事权和支出责任相匹配原则，不得同财政收支规模、增幅或生产总值等挂钩。未按规定程序报批，不得在政策性文件、工作会议及领导讲话中，对专项资金新增设立、增加额度事项作出规定、要求或表述。

3. 提前谋划，储备项目

树立谋事为先的理念，科学谋划专项资金支持重点，做实项目前期研究论证，提前入库储备项目，确保资金安排与项目紧密衔接。

4. 绩效优先，目标明确

全面实施预算绩效管理，加强专项资金绩效目标申报、审核和监控，并将绩效管理结果与预算安排和政策调整挂钩。

5. 定期推出，滚动安排

除国家政策要求设立的专项资金外，每项专项资金支持的政策实施期限一般不超过3年，最高不超过5年。确需继续实施的，在实施期满前一年开展研究论证和绩效评价，并重新按新设专项资金程序申请。属于跨年度支出的，分年度编制预算。

6. 依法公开，强化监督

健全监管机制，全面推进信息公开，主动接受有关部门和社会各界监督，保障专项资金阳光透明运行。

三、管理内容

广东省结核病防治专项资金的管理主要包括预算管理、使用管理和监督管理三部分内容。

1. 预算管理

（1）预算编制

专项资金全面实施项目库管理，按照"谁审批、谁组织申报"的原则做好项目储备，原则上提前一年组织结核病防治项目研究谋划、评审论证、入库储备和排序择优，具体可委托第三方专业机构组织实施。对于未纳入项目库的项目，原则上不安排预算。

项目预算的编制应当根据国家政策要求和省委、省政府重大决策部署，围绕全省经济社会发展规划和重大专项规划，对照卫生行业领域事业发展的目标任务及项目开展的必要性、科学性、合理性、可行性等，坚持目标相关性、政策相符性和经济合理性原则，接受本单位财务管理部门的指导和审核。根据项目经费开支范围确定有关支出科目，编制项目预算，并对主要用途和理由进行详细说明。

专项资金原则上应在年初预算编制环节细化到具体项目和用款单位，明确绩效目标。

（2）预算审批

财政和上级部门对列有项目预算的报告进行审核，批准后将项目经费拨付项目负责人所在单位，属于省级预算单位使用的，由省级预算单位编入部门预算，属于市县专项转移支付的，分地区、分项目编列。项目经费由项目负责人所在单位统一管理，一般不能转拨其他单位。项目负责人应严格按照批准后的项目预算执行，一般不能调整。

（3）预算执行

下放项目审批权限的专项资金，市县应在收到资金和任务清单后30日内制定资金分配方案，及时拨付资金，并报省业务主管部门备案，由省业务主管部门汇总提交省财政部门备案。专项资金下达后，项目实施单位应加快项目组织实施，按照规定的开支范围加快支出进度。当年未使用完毕的资金按照财政结转结余办法办理。

项目执行过程中，项目单位应当对项目执行程序、执行进度、考核评价等环节进行管理。预算执行过程中要了解以下情况：经费支出是否按预算进行；项目支出标准是否符合预算或有关规定；结合项目工作目标的完成情况，评价项目资金的使用进度及经费使用率是否合理；分析资金使用进度与业务工作进度是否一致；是否存在挤占、挪用结核病防治项目专项资金的情况等。未按规定用途使用，不具备实施条件、无法在年底前实际支出，违规提高支出门槛造成沉淀及其他违反相关管理办法的资金，收回财政统筹使用。

项目实施完毕后，省业务主管部门、市县主管部门和用款单位要按照"谁审批具体项目，谁验收考评"的原则，自主或委托第三方专业机构组织项目验收或考评，并及时将验收或考评结果报同级财政部门备案。

2. 使用管理

（1）资金用途

结核病防治专项资金主要用于在开展结核病防治项目过程中发生的与防治活动直接相关的费用，主要包括项目聘用人员劳务费、项目所需公用经费如印刷费、邮电费、差旅费、车辆运行费、维修维护费、卫生材料支出、药品采购费、专用设备购置费、委托业务经费等。

（2）资金支付

结核病防治专项资金使用过程中，涉及政府采购的，应当按照政府采购有关法律法规及制度执行。

（3）绩效管理

落实全面实施预算绩效管理的要求，强化结核病防治专项资金绩效目标管理，做好绩效监控和绩效评价，建立健全绩效评价机制，并加强结果应用，提高资金效率和使用效益，并进行绩效自评，对绩效目标未达成或目标及指标制定明显不合理的，要求作出说明并提出改进措施，推动整改落实。

（4）资金管理

项目单位要按照财政预算和国库管理相关规定，加强资金管理，规范预算执行管理，对结核病防治专项资金进行专款专用，严格按照政府会计制度进行会计核算，加快预算执行。不得擅自扩大支出范围、改变支出用途，不得以任何形式挤占、挪用、截留专项资金，不具备实施条件或无法形成支出的，要申请收回财政统筹。

3. 监督管理

建立相应的监督制约机制，对结核病防治专项资金从分配过程、使用过程及绩效三方面进行跟踪评价，包括法律监督、制度监督、人大和政协监督以及社会舆论监督。新预算法特别强调加强人大预算监督功能，加强人大预算修正权，政府内部形成有力的制衡机制。财务和监管部门也要实行全过程监督运行机制，有机衔接事前、事中、事后监督，事前严把预算编制关，事中严把经费支出关，事后严把经费绩效关，防止发生违法违纪问题。另外，建立结核病防治专项资金使用的问责机制，根据专项资金的绩效评价结果，对专项资金是否专款专用以及专项资金的经济社会环境效益等做出科学合理的界定，对没有按照专项资金规定用途使用资金，或者专项资金使用效率低下的相关责任人给予行政处罚，将专项资金使用的绩效考评作为政府官员晋升的考核因素，这样能够在一定程度上激励地方政府官员将专项资金用于规定用途并提高使用的效率。

四、面临的问题

1. 预算执行进度慢，影响业务工作的进度和效率

部分市县单位对预算执行进度不够重视，资金使用效率低，存在年底突击花钱的现象，出现这种现象除了前期没有做好、做实预算的原因外，也存在未做好专项资金使用计划的原因。比如当年度计划采购大型专用设备，通常是要等到急需设备时才匆忙地进行市场调研和专家讨论，未在年初计划好设备的各项采购流程。

2. 核算不规范，导致资金支出来源模糊

部分市县单位没有严格落实专项资金单独核算的要求，在会计账套开设过程中，未对中央级、省级、市级、县区级来源的结核病防治专项资金进行严格区分，或者出现结核病防治专项资金与其他传染病防治专项资金共用一个项目的情况。这样从账面上不能清楚该项支出对应的是哪种来源、哪种传染病的专项资金，在统计专项资金的使用情况时也存在着诸多不便。

3. 无预算、超预算、超范围列支，违反了专项资金管理的原则

部分市县单位从结核病防治专项资金中支出了招待费、水电费等与项目无关的内容，违反专款专用的原则。此外，还存在专家费的发放标准超过文件规定的情况。

4. 费用报销佐证资料不齐全，凸显了财务管理业务水平不足

未严格按照文件规定附专项资金使用的佐证资料。比如支出培训费、会议费时未附会议/培训预算表、会议/培训决算表和签到表原件等；支出专家咨询费时未附专家邀请函；购买相关材料时未附出入库登记表等单据。

五、对策与建议

1. 加强预算执行过程动态监控

上级部门及财政部门要加强对市县单位预算执行的动态监控,对于结核病防治专项资金要定期跟踪预算执行进度,必要时给出指导建议,以加快资金的使用效率。市县单位要及时做好资金支出计划,聚焦重点项目,把握关键时间节点,全面掌握项目进展情况,加快预算执行进度。

2. 提高会计人员理论、实操能力

会计人员要加强对专项资金核算规范的理论、实操学习,在会计账套开设过程中,根据实际情况,对不同来源、不同种类的传染病专项资金分别设置对应的二级科目,或者通过挂接项目辅助账的形式来进行核算,在统计资金使用情况时可达到提质增效的目的。

3. 把好专款专用的原则底线关口

上级部门及财政部门要定期组织督查工作,发现问题限时要求整改,确保结核病防治专项资金管理工作规范化。市县单位要认真学习专项资金管理实施细则文件,专项资金必须用于实施结核病防治所需的相关支出,做到无预算不支出、超预算不执行,不得擅自扩大支出范围、改变支出用途,不得以任何形式挤占、挪用、截留专项资金。

4. 健全规章制度,规范报销手续

市、县单位要认真执行《中华人民共和国会计法》《会计基础工作规范》和结核病防治专项资金管理办法的规定,同时建立健全单位的财务规章制度,明确报销所需单据,完善和规范报销流程,加大财务审核力度,做到手续合规、佐证资料齐全。

预防与控制结核病是各级政府的重要职责,也是公共财政和公共卫生工作的一项重要内容。结核病防治专项资金是预防、控制结核病的传染与流行的重要保障。在结核病防控的实践中,我们要充分认识、争取多渠道筹措及规范管理结核病防治专项资金,努力提高结核病防治专项资金的使用效益。

附：

广东省建立公共卫生医学中心的必要性论述

一、建设目标

广东省公共卫生医学中心是以习近平总书记关于构建强大公共卫生体系的指示精神为指导，坚持实事求是、创新发展、优化资源利用为原则，以建立健全全省传染病（含重大慢性传染病）医疗服务能力的"兜底功能"为核心功能，通过整合结核病、皮肤性病、麻风病、艾滋病等传染性疾病防治领域的资源与技术，将创新发展理念融入公共卫生服务领域，建设集预防控制、诊断治疗、教学培训、临床研究、健康管理于一体的，承担突发公共卫生应急事件的医疗救治任务的综合性机构，防治结合，平战结合，服务"健康中国"发展战略；并在业内建设具有指导、示范、培训等作用的引领国内外慢性病防治事业发展的标杆平台；协调动员全省乃至全国（粤港澳大湾区）慢性病防治高端技术资源，促进区域化融合、协调、高效发展的技术服务中心。通过构建以临床实践为导向，医防融合为一体，社康中心等为基础的"防、治、管、研、教、用"六位一体的创新集成平台，实现系统推进"全方位、全周期"的慢性疾病的临床诊疗与防控管理"双网"融合的社会综合治理服务模式的目标。

其主要任务：一是整合国内外、基础与临床、院所和企业、研发及推广等相关优势资源，建立政府支撑与众筹科研结合的保障机制，形成全社会参与重大传染病、慢性疾病"防、治、管、教、研、用"的协同治理模式；二是构建与社会经济发展和公共安全保障需求相匹配的快速诊断与动态监测预警、风险管控体系；三是探索慢性疾病特别是耐药性结核病精准诊治与管理模式，围绕生物技术、免疫技术、新型药物、外科手术治疗和个体化医疗等开展创新性研究，改变目前全省各地临床治疗水平不平衡的状态，并转化成国家、国际化的创新性标准模式；四是推进重大慢性传染性疾病尤其是结核病防控适宜技术的推广与分级管理，积极推进移动医疗与远程医疗的辐射性与示范性作用，以完善"结构优化、层次清晰、任务明确、普惠民众"的慢性病日常防控服务机制；五是依托国家基因库建立生物大样本库及大数据库平台，构筑全国抗疫药物使用及耐药性监测网络，以及药物管理评价指标及耐药控制评价体系；六是借助高新技术企业的先进技术与开放创新平台，将成熟的人工智能（AI）技术应用于重大疾病医学影像的识别诊断，在基于放射影像、病理图像、内窥镜图像等疾病诊断多模态技术上取得重大进步；七是借助医养结合、健康管理、科技创新的政策和资源，因地制宜帮助我国欠发达地区构建有效的重大传染病、慢性病综合防治服务体系，持续改进医疗服务质量与安全，提高群众的获得感、安全感和幸福感。

二、基础与条件

新中国成立以来，广东省在结核病、皮肤性病、麻风病、艾滋病等专病防控上一直具有较好的资源优势与服务能力。但是，条块式的服务体制与僵化的运行机制，制约了资源的有效利用与整合。通过公共卫生服务供给侧的结构调整，建设省内各级公共卫生医疗中心网络，特别是广东省借助省麻风病医院的转型发展，为创新性地推进省级公共卫生医疗中心（省传染病医院）建设提供了发展契机。

其一，健康中国2030规划纲要、粤港澳大湾区发展规划纲要等政策为建设广东省公共卫生现代化体系，打造广东省公共卫生事业大格局提供了难得的政策机遇；其二，广东省结核病控制中心是省级唯一协助省卫健委承担全省结核病防控规划实施评估、技术培训、服务网络建设的结核病防治机构，是全省结核病诊疗规范、标准和健康管理等制度执行的权威技术指导"龙头"单位。其三，落户于深圳市的国家传染病（结核病）临床研究中心，为广东省建设研究型公共卫生医学中心提供有力的经验借鉴和技术支持；深圳市、广州市在耐药结核病、重症结核病、结核病合并HIV、结核病合并肝病、麻风病等临床治疗方面具有扎实的专科技术基础、医院管理内涵以及国内领先的研究水平；特别是通过国家重点专科及特色学科的接壤、多学科会诊机制，极大地提升了慢性病整体临床诊疗服务能力；通过传染性疾病临床科研、临床试验多中心合作提升其临床研究能力并及时转化应用。其四，省结核病控制中心研发的应用协同化、服务智能化、管理科学化的"智慧结控"信息管理系统，可实现结核病患者全流程信息化管理，并向粤东西北经济欠发达地区提供优质的专家诊疗服务。这都为未来省公共卫生医学中心履行"研究资源输送、专家远程会诊、基层远程培训"等工作任务打下了可行性基础。其五，广东省泗安医院现有业务用地为其业务转型及公共卫生医学中心的选址建设提供了用地条件。

三、现实意义

新建广东省公共卫生医学中心改变了传统体制下的不同医疗机构各自为政的"碎片式"服务及效率与质量低下的格局，实现了有限医疗资源在空间布局、资源布点、设施布局上的统筹安排，能够在改善医疗服务质量与防治效率的基础上，形成"以医促防、医防融合、签约管理、上下联动、强化问责"的传染性疾病一体化服务模式，促进慢性病管理向"疾病－病人－健康"为中心的社会健康治理模式转型发展。其现实意义在于：有利于落实《健康中国2030规划纲要》与《健康中国行动（2019—2030年）》计划；有利于构建粤港澳大湾区公共卫生事业大格局，实现习近平总书记提出的"两个重要窗口"的奋斗目标；有利于促进全省结核病、皮肤性病、麻风病、艾滋病等传染性疾病防治体系及能力建设，规范与改善全省在结核病、皮肤性病、麻风病、艾滋病等传染性疾病防治工作的绩效与质量，完善分级诊疗服务体系以及社会综合干预水平；有利于推进物联网等高新技术（人工智能）融入公共卫生服务领域，改善全省传染性疾病防控模式、诊断技术、治疗方案、管理措施，以造福人民健康。

第六章

结论和建议

回顾广东省结核病防治事业发展历程，我们可以发现，政府部门是主导结防事业发展的责任主体；选择何种形式的防治体系是与当地经济发展水平（政府投入）相适应的，这是结核病防治体系的客观发展规律。

广东省颇有特色的慢病防治体系的形成，与麻风病、性病、结核病、艾滋病等慢性传染病高发病率及不平衡、不充分、差异大的省内各地经济发展有关。"十三五"终期评估，广东省结核病报告发病率50.4/10万（由于疫情影响病人发现，实际水平应偏高一些），经济发达地区疫情及防控工作较欠发达地区要好。结核病防治机构的医疗能力严重不足与人员激励机制不佳，已经成为省内结防机构普遍性短板问题。国家倡导的结核病综合服务"三位一体"模式的政策导向，带有政治性、全局性，这是当前"大变局"中的大方向、大格局。广东省结核病"防治结合"体系的创新发展必须紧扣国家这个政策大局，才能真正实现"大变局"中开新局的改革成果。当前，经济欠发达地区提升健康服务（群众）能力的强烈欲望是改革的根本动力。省内各地借助国家公共卫生体系"补短板、强弱项"的政策春风推进改革发展，尤其是经济欠发达地市呈现纷纷建设公共卫生（临床）中心的热潮；部分未独立建设公共卫生中心的地市，其结核病防治体系的发展明显向"三位一体"模式自然转化。

广东省是人口大省、经济大省，又是全国结核病负荷（病例人数）最大的省份。对于未来一个时期的工作思路，按照习近平总书记对广东事业发展的指示批示精神及结合广东省实际，坚持以三个方面"为导向"：以指标为导向，充分发挥全省质量控制中心网络平台作用，推动"面上"防控工作高质量发展；以目标为导向，充分发挥《广东省市、县级公共卫生临床中心基本建设标准》和重点地市结核病防治综合质量促进行动的作用，加快实现欠发达地市快速发展、整齐发展（这个目标）；以问题为导向，即针对耐药病人费用保障不足、耐药定点医院服务不到位、聚集性疫情防控机制薄弱等三个难点、堵点问题有效破解，推进广东省结核病防治事业的创新发展。

第一节　广东省结核病"十三五"规划终期评估结果

"十三五"时期是广东省结核病控制事业取得跨越式发展的重要时期，各级政府进一步重视人民健康和结核病防控工作，各部门通力合作，全面优化了结核病防治服务体系，加大了资源投入，强化了健康促进，提高了医疗保障，提升了智慧管理，抓实了防控措施，经受住新冠肺炎疫情考验，实现抗疫、防痨双胜利，圆满完成"十三五"规划的各项工作任务；全省肺结核疫情呈现稳步下降趋势，肺结核报告发病率下降了32%，年均递减率7.4%，明显高于全国3.2%的平均水平，取得了显著的成效；在深化医改中建机制、在完善服务体系中强举措、在健康广东建设中抓落实，在遏制结核病流行的道路上积极探索，继续走在全国的前列，为全面建设小康社会作出了突出贡献。

一、政府高度重视，保障了规划的顺利实施

广东省人民政府办公厅制定下发《关于印发广东省"十三五"结核病防治规划的通知》（粤府办〔2017〕46号）（以下简称《规划》）。全省21个地市和91个县（市、区）均结合各地实际制定下发了本级的结核病防治规划，强化了组织领导，纳入了各地的社会经济发展规划和政府部门目标管理考核。

各级财政加大了结核病防治的专项投入。五年期间，累计投入结核病专项经费8.85亿元，其中中央投入2.17亿元（不含2020年），省级财政投入1.10亿元（其中3 000万元用于慢病机构能力建设），地市级财政投入1.91亿元，县区级财政投入3.67亿元。

各级政府部门通力合作，各级教育、人社部门建立健全定期例会和信

息通报制度，深圳、佛山等地加强落实新生入学体检、因病缺课登记、病因追踪、健康教育等综合防控措施，防止学校出现聚集性疫情。2020年广东省医保局为提高门诊特定病种保障水平，制定了《广东省基本医疗保险门诊特定病种管理办法》，将活动性肺结核、耐多药肺结核纳入52种门诊特定病种，各地医保部门不同程度地努力减轻参保人员门诊医疗费用负担。省级科技部门推进科技重大专项等科研项目、产学研平台建设以及国家感染性疾病（结核病）临床医学研究中心等对结核病防治科技创新工作的支持。司法部门联合卫生健康部门开展对监狱、强制隔离戒毒所等场所的被监管人员开展结核病检查和耐多药肺结核集中治疗管理。

二、创新防治模式，取得了显著的社会效益

"十三五"期间，在推进健康中国建设的广东实践中，"全面规划、社会动员、主动干预、智慧管理"的结核病防治新模式得到创新发展，实现了结核病防治服务的广覆盖。广东省积极实施"三个转型与升级"的创新发展举措。一是从控制结核病患病率向"终结"结核病流行转型，实现指导思想和防控服务理念的升级；二是从发病率目标约束向指导结核病监测转型，实现防控服务模式的升级；三是从单一结核病防控模式向"终结"结核病流行的社会治理模式转型，实现公共政策和社会资源配置的升级。

2016年，广东省人民政府办公厅印发广东省加快推进分级诊疗制度建设实施方案的通知，当年国家卫生和计划生育委员会办公厅确定深圳市、佛山市、江门市、韶关市为开展结核病分级诊疗和综合防治服务模式试点城市，2017年至2018年结核病分级诊疗和综合防治试点项目硕果累累，构建了具有广东特色的结核病防治新格局；全省不懈努力，真抓实干，圆满完成"十三五"规划指标。"十三五"期间，全省结核病流行疫情下降趋势加快，全省累计登记治疗管理肺结核患者27.6万人，肺结核治疗成功率在90%以上，避免近300万健康人被结核病传染，全省结核病流行疫情进一步得到有效控制，并保障了经济的可持续发展。

三、优化服务体系，保证了各项防治措施落到实处

根据广东省结核病防治服务体系的实际情况，"十三五"期间，广东省对结核病防治机构和服务网络进行了梳理和优化：一是在部分地区探索建立了"三位一体"综合服务模式，如梅州、揭阳、潮州、汕尾等地；二是进行分级诊疗和综合防治试点工作，如深圳、佛山、江门和韶关，深圳、汕头和湛江还探索了"双定点"结核病定点医疗机构，医防融合进一步深化；三是探索建立了多学科的"急慢结合、平战结合"的公共卫生医学中心，如成立广东省公共卫生医学中心、汕头市公共卫生医学中心、普宁市公共卫生临床中心等。全省突出预防为主、防治结合的理念，实行了基层结核病管理的"三师共管"服务，构建了结核病防治完整有效的服务网络，各项防治措施得到有效落实。

四、完善质控体系，提升了全省结核病防治工作质量

一是建立了全省防控质量控制体系，成立了以省结核病控制中心为主的"省结核病诊疗质量控制中心"，各地也成立了相应的质量控制中心，覆盖了包括定点医院、基层医疗机构在内的结核病发现、诊断、治疗、管理环节的各个单位，提升了综合质量；二是提升了督导的内涵，将既往的"项目督导"上升到"规划督导"，全方位督导规划的实施；三是以问题为导向，开展专题调研，如开展全省的漏报漏登及诊疗质量专题调研、学校结核病防控专项调研；四是利用智慧结控管理系统，针对经济欠发达地区结核病诊疗质量进行远程专家诊断，实时指导动态信息管理。

五、加强科技赋能，推动了全省结核病防治跃上新台阶

在各部门的大力支持下，广东省创建了"广东省结核病科学研究及产业技术创新联盟""广东省公共卫生创新平台""广东省转化医学创新平台"和"广东省互联网＋重大传染病（结核病）信息服务平台"等，联合高等院校、企业、防治专业机构、医疗机构和信息管理部门开展科研协作、管理协作；构建了广东省结核病防治全流程管理的"智慧结控"平台，聚焦患者发现、转诊、诊断、治疗、随访管理等重点环节，实现了肺结核患者诊疗和随访管理有效衔接，进一步提高结核病诊疗服务质量和管理效率。

加大力度实施"十三五"国家传染病防治重大专项示范区现场研究工作，开展了综合干预策略、结核病发生发展规律、结核病控制规律等方面的探索研究，并在阳江、清远英德等地实践和验证国家重大专项取得的科技成果，促进成果转化。整合优质资源，获批成为"国家感染性疾病（结核病）医学研究中心"，有力推动了结核病防治"政、医、产、学、研、用"。科技创新全国领先，率先探索终结结核流行综合干预示范区创建以及开展大湾区结核病防控策略实践，落实了习近平总书记关于"双区示范""先行先试"以及"四个走在全国前列"的指示精神。强化科研成果转化和应用推广，其中"结核病防治技术集成与应用"项目荣获2019年度"广东省科技进步奖一等奖"。

六、助力新冠防控，增彩了健康广东新蓝图

全省结核病防治服务体系同时面临着新冠抗疫的挑战，各个定点医疗机构和专业机构做好自身感染控制工作、防疫宣教工作，配合抗疫专业部门做好预检分诊和发热病人的甄别转运工作，配合做好应急人员专业培训，各级结核病防治机构派出人员参与各地防疫工作，全力支持抗疫工作，在实践中涌现出一批诸如深圳市第三人民医院、中山大学附属第五医院、佛

山市第四人民医院、中山市第二人民医院等符合传染病防护条件并经受住新冠肺炎防控考验的定点医疗机构；新冠肺炎疫情暴发后，省结核病控制中心周琳主任担任广东省支援荆州前方指挥部副总指挥，率领精兵强将逆行抗疫，受到国家卫生健康委员会疾病控制局通报表扬。全省各级结核病防治工作者因地制宜支持新冠疫情防控，用行动诠释责任，用奉献彰显担当。同时，借鉴抗疫经验，思考和探索防痨工作。

新冠疫情期间，广东各级结核病防治机构在全力投入新冠疫情防控的同时，积极克服疫情带来的影响，继续推进落实结核病防控各项措施，保持结核病患者发现和诊疗工作的连续性和完整性，千方百计保证了滞留我省的异地患者，及外省滞留我省的近500例患者的随访及规律治疗。疫情进入常态化防控后，通过强化部署落实，结核病防治工作得到有效恢复，并迅速转入正轨，为完成"十三五"结核病防治规划奠定了坚实基础。

第二节　面临问题与建议

一、结核病疾病负担依然严重，疫情形势不容忽视

广东省每年报告发病结核病患者依然近6万例，报告发病率仍居全国中上水平，与广东省经济发展水平不相适应，目前的防治水平和进展距离世界卫生组织提出的终结结核病流行（END TB）任重道远，建议加强政府承诺，统筹对地方政府目标考核。

二、结核病防治服务体系正处改革变局，全面提升结核病防治能力是"王道"

现行防治服务体系和服务能力还不能满足新形势下结核病防治工作的

需要，建议以加强传染病临床救助能力建设和疾病预防控制机构现代化建设为契机，强化以省公共卫生医学中心为龙头、地市级公共卫生临床中心为枢纽、县区级结核病防治机构为网底，逐步构建全省统一协调、区域平衡、上下联动的结核病防治新格局。

三、耐药结核病患者费用负担沉重，探索"医保先行、财政兜底"新机制是当前可行之法

目前，结核病政策经费和医疗保障不足，患者治病经济负担仍然较重，影响全省肺结核防治工作可持续性发展；建议推动多途径筹资，建立医保先行、财政兜底的结核病防治经费保障新机制。

四、耐药防治工作举步维艰，政策堵点、技术难点问题亟待破解

耐多药结核病防控拓展面临诸多挑战，发现率、纳入治疗率和治疗成功率均较低。建议加快推动实施耐药分子生物学检查的普遍应用，实现早发现、早干预，降低耐药肺结核进一步传播，进一步推动利福平耐药肺结核传染期住院隔离治疗。

五、聚集性疫情时有发生，建立健全重点人群、重点场所日常防控机制

学校师生、65岁以上老年人、糖尿病患者、艾滋病病毒双重感染者、羁押人群、流动人口等重点人群和养老院、精神病医院、托养中心等重点场所结核病防控压力巨大，发现难、管理难、保障不足。建议开展多部门合作，落实部门职责，完善重点人群、重点场所定期开展结核病筛查机制。

第六章 结论和建议

六、大众防痨意识有待加强，社会性防痨宣传仍待政策出台

社会大众对结核病防治的知识水平十分不足，未能满足"全社会参与"的防疫机制的要求。切实有效地提高公民的健康素养和行为习惯，是全社会的共同责任，需要政府多部门合力宣传。建议进一步强化健康促进的政策措施，推动全社会营造良好的结核病防治氛围。

七、新药、新疫苗、新技术研发滞后，结核病防治措施仍需创新发展

面临 WHO 提出的 2035 年终止结核的奋斗目标，现在的结核病防治措施力度不足，建议逐步推行肺外结核诊疗管理、潜伏感染干预与预防性治疗等创新性防治措施。科学研究及成果推广应用需不断加强。建议以设立省级层面实施结核病防治重大专项为抓手，从顶层设计上构建涵盖防、治、管、教、康一体化的科研体系，进一步推动科研成果的转化和应用，促进结核病防治事业中科技难题的破解。

八、传染性病人依法隔离措施仍需借势推进

建议借助全民抗疫中取得的社会共识和有效的社会管理手段，如完善立法工作及应用大数据网络管理、健康码、行程码等社会治理手段，对传染源特别是耐药结核病患者，实施必要及合理合法的隔离治疗和旅行限制等。

九、粤东西北与珠三角地区的地区性差异应加快消除

建议加大政策驱动，实现各地同步、快速、高质量发展；实行重点倾

斜对经济欠发达地区的结核病防治能力建设的经费投入及技术指导，特别是以信息化手段推动区域诊疗水平均等化。

第三节 广东省结核病防治体系建设的展望

广东省是人口大省、经济大省，又是全国结核病负荷（病例人数）最大的省份。在新形势下，如何探索建立"防治结合""医防融合"公共卫生新体系，有力控制结核病疫情并惠及粤港澳大湾区发展？创新性建设包括结核病、皮肤性病、麻风病、艾滋病等重大慢性传染性疾病在内的防、治、管、研、教一体化服务机构；优化卫生资源利用及各种生产要素的结合，以集约与整合方式构建起科学高效的运营机制，最终实现促进医疗服务及疫情防控能力（社会生产力）的提高。

从服务体系建设上看：现阶段，在认清历史积累下来的两大短板问题（医疗能力不足、激励机制不足）的基础上，以国家政策导向为大方向，建立健全结核病发现、管理、防控、医疗、保障等"闭环式"管理机制，探索建立"以人为本""以健康为中心"的全流程、全方位、全生命周期管理的社会健康治理体系；统筹公共卫生领域的各种资源要素，积极推进临床研究成果的转化应用，并协同组织和指导各类专业技能培训、健康促进等；补齐短板，将结核病防控融入全省公共卫生（中心）大体系中。

从机构功能建设上看：在明确体系建设的基础上，通过加大政府投入及资源优化利用，加强各地市提供结核病有关服务机构的建设，尤其是定点医院的能力建设，以全面加强和改善结核病机构的防、治、管等服务功能，要统筹兼顾当地实际与国家"三位一体"政策未来衔接，推进结核病定点医疗机构的能力建设。在此基础上，系统性地规范与提升公共卫生服务的绩效与质量。

从运营机制建设上看：在明确结核病服务机构职责使命的基础上，通过整合有关卫生资源，建立高效运营机制，提高结核病服务提供机构的运营效率（社会与经济效益）；在特定的发展阶段，我们可探索财政保障创新机制（如"一类财政保障，二类绩效管理"创新机制），力求制度性地提升公共卫生事业从业人员的劳动价值。从"十三五"期间兄弟省的实践探索经验看，关键在于加强结核病定点医院的投入建设（这是事半功倍的改革措施），以促进全省结核病乃至慢性传染性疾病防治事业的创新发展。

一、新型结核病防治服务体系的提出与大疾控导向

为了加强当前结防系统现有资源的优化利用，加强"防治管"综合质量尤其是诊疗质量的提高，依法履行结核病防治职责，促进我国结防事业高水平高质量发展，国家提出改革政策，要加强省、市、县三级结核病防治网络建设，逐步构建定点医疗机构、基层医疗卫生机构、疾病预防控制机构分工明确、协调配合的防治服务体系。《国家卫生计生委办公厅关于开展结核病分级诊疗和综合防治服务模式试点工作的通知》（国卫办疾控函〔2016〕672号）中指出：为推进落实国家分级诊疗制度建设和《结核病防治管理办法》而开展试点工作；总目标是通过推行新的"三位一体"体系建设，发挥引领作用，借鉴抗新冠的"政府重视、全社会参与及信息化技术助力"成功经验，加快推进信息化技术、保障政策、创新策略等；具体目标一是基本建成结核病分级诊疗制度；二是显著提高患者发现和规范管理水平；三是进一步规范肺结核诊疗服务；四是提高肺结核患者保障救助水平。

《结核病防治管理办法》（以下简称"《办法》"）（中华人民共和国卫生部令第92号）自2013年3月24日起施行。该《办法》明确了结核病防治机制是坚持预防为主、防治结合的方针，实行政府组织领导、部门各负其责、全社会共同参与的防治机制；并明确了各级卫生行政部门、疾病预防控制机构、结核病定点医疗机构与非结核病定点医疗机构、基层医疗卫生机构等各方机构的职责。《办法》是全国实行"三位一体"防治服务模式的最高法规性文件。

从政策导向看，目前政府对结核病防治机制仍是坚持"预防为主、防治结合"的指导方针，在新的形势下以改革的精神创新推进"三位一体"综合防治服务体系（俗称定点医院模式）改革，其优点是结核病防控、诊治、管理、协调等各部门各施所能、各展所长、各负其责，可以全面提高病人的综合服务质量。其目标是解决长期以来结防机构诊疗能力不足（人民群众对结核病诊疗服务供给方不满意）、服务质量不高、病人发现不力等问题，并引领我国结防事业走上一条高质量发展的道路。

二、后疫情时代结核病防控模式的改革与展望

（一）兄弟省新模式的实践经验："逐步推进"应因地制宜、因势而谋

过去70年广东省结核病防治体系发展历程告诉我们，服务机构体系发展变迁与政府政策的引导变动密切相关；正因为广东省不平衡、不充分、差异大的经济发展状况，孕育出广东省结防（慢病）体系的多样化；目前国家"三位一体"的结防综合服务模式是国家政策，大势所趋；其有效实施是需要政府的投入作为基础条件，应在此基础上优化资源利用，严格履行职责才能实现国家推行"三位一体"的目标。结防机构体系、能力建设及服务提供均受到政府投入力度的决定性影响。政府投入水平是与当地经济发展水平相适应的。打破了过去结防机构"防治一家"局面后，医防（两家）合作是否衔接畅顺成为新问题：失去"业务创收"补偿机制的防、管机构能否得到足够的资源保障工作和在政府补偿机制不足的条件下各级定点医院能否投入足够人力去履行公共卫生责任。实践证明，在政府投入不充分的条件下，防治分开（院所分开）后普遍存在的医防衔接不力的问题，这个矛盾激化到一定程度后，导致防治重新结合（院所合并）。这被业内人士称为"历史轮回"。近年来，国内兄弟省实行"三位一体"的模式并取得了一定经验。云南曲靖市疾控中心徐守先等认为"三位一体"模式对疑似患者的转诊到位、总体到位及涂阴肺结核的诊断（质量）具有明显的

优势。福建龙岩市疾控中心李燕平等认为"定点医院"模式下初诊率、总到位率和涂阴肺结核年登记率均高于"疾控模式",但存在定点医院和结防机构衔接不顺、定点医院诊疗不规范、结防人员资质参差不齐等问题。浙江省疾控中心陈松华等认为"三位一体"结核病防治体系作为目前重要的服务体系,在转型或者运行中需要当地卫生行政部门建立对定点医院结核病门诊的必要补偿机制,加强规范化临床诊疗质量控制,做好疾病预防控制机构、结核病定点医疗机构的职能定位,强化社区卫生服务机构能力建设,有效控制患者疾病负担,建立结核病诊疗事故保障机制等。同时,充分发挥综合性医院诊疗优势,加强医疗和预防之间优势资源整合,以满足人民群众日益增长的对结核病防治服务技术的需求。有效实施"三位一体"模式是需要条件的:一是政府必须充分投入资源以保障结核病防、治、管三方机构的服务能力;二是当地工作人员的工资水平达到或接近同类机构人员。

(二)广东结防体系模式建设启示:要应本地区经济发展形势而动

广东是我国改革开放的前沿阵地。2018年12月习近平总书记视察广东时向全国发出了"改革开放再出发"的号角,科学求实的精神是实现广东结防事业高质量发展的思想基础。国家推行的"三位一体"模式是要求各地逐步推进的,在向这个目标推进的过程中,广东省可创新性地选择一个适合省内实际情况的"过渡模式"作为主流模式加以实施,为最终实现"三位一体"模式探索"广东方案"。

"阳江模式"是目前比较适合广东省作为结防(慢病)体系创新发展的"过渡性"示范模式的实例,建议将此实例的成果经验加以完善并作为政府支持的创新形式。该模式在技术上既实现了以医疗服务能力为基础的疾控、基卫、研发等多方面的融合发展,又可随着经济的平衡协调快速发展而不断向"三位一体"模式方向发展;在财政保障上探索实行"一类财政保障,二类绩效管理"的政府支持方式,这是"阳江模式"的科学核心,即按标准配置人员编制,当地政府按当地经济发展水平增加政府投入(主要是人员编制和用房资源的投入）；允许机构在完成公共卫生任务基础上开展延伸服务、自力更生，政府随着经济发展不断加大投入。实施县（区）级区域化融合发展战略。目前广东省大多数县（区）至少有一家慢性病防治机构（含定点医院），对县（区）级有一定技术优势的慢性病防治机构，通过加强以基础设施、专科能力为核心的能力建设，将之建成县（区）级区域化（慢病）防治中心，承担起周边多个县（区）的结核病急危重症救治（住院）、耐多药肺结核治疗管理和高新技术检查服务提供等任务，可带动周边落后地区快速协调融合发展。

（三）广东结防体系创新发展展望：顺应医疗服务能力（社会生产力）向前发展的大势

根据习近平总书记"四个走在前面"的改革与发展要求，秉持"大健康、大卫生"的理念与预防为主的方针，有效推进《健康中国行动（2019—2030年）》计划，基于资源整合、结构调整的医疗服务供给侧结构性改革原则，增强全省公共卫生服务改革的系统性、整体性、协同性，充分发挥"医防融合""物联网+5G"等改革措施与技术的联合效应，突破传统传染性慢病防治的碎片式服务模式，在总结与完善阳江"公共卫生医院"改革与发展实践的基础上，以建立健全全省传染病（含重大慢性传染病）医疗服务能力的"兜底功能"，结合本省实际探索整合全省在结核病、皮肤性病、麻风病、艾滋病等重大传染病防治领域的资源与技术，组建成立"广东省公共卫生医院"乃至全省各级公共卫生医疗机构网络。

参考文献

［1］中华人民共和国卫生部. 1979年全国结核病流行病学抽样调查资料汇编［C］. 北京：中华人民共和国卫生部，1981.

［2］中华人民共和国卫生部. 1984/1985年全国结核病流行病学抽样调查资料汇编［C］. 北京：中华人民共和国卫生部，1988.

［3］中华人民共和国卫生部. 1990年全国结核病流行病学抽样调查资料汇编［C］. 北京：中华人民共和国卫生部，1992.

［4］中华人民共和国卫生部. 2000年全国结核病流行病学抽样调查资料汇编［C］. 北京：中华人民共和国卫生部，2003.

［5］中华人民共和国卫生部. 2010年全国结核病流行病学抽样调查资料汇编［C］. 北京：中华人民共和国卫生部，2011.

［6］张燊和，李朋方. 广东省近十年结核病疫情变化趋向与对策［J］. 广州医药，1993，1（1）：7－8.

［7］钟球，黄桂清，陈启亮，等. 广东省第四次结核病流行病学抽样调查报告［J］. 中国预防医学杂志，2001，2（2）：90－93.

［8］陈启亮，钟球，黄桂清，等. 广东省结核病疫情流行状况分析［J］. 中国防痨杂志，2003，3（5）：156－159.

［9］钟球，高翠南. 广东省结核病流行菌株研究［J］. 广东医学，

2003, 3 (24): 309 – 310.

[10] 钟球, 尹建军, 钱明, 等. 广东省第五次结核病流行病学抽样调查分析 [J]. 中国防痨杂志, 2011, 6 (33): 317 – 322.

[11] 冯惠强. 广东省结核病防控体系建设创新发展研究 [M]. 广州: 广东人民出版社, 2020: 1 – 3.

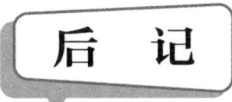

2017年,在省卫生厅委领导和疾控处的指导下,我们已着手调研全省结核疫情的"本底"情况,并开展了广东省结核病漏报漏登专项调查。历时近5年的编研工作,本书终于初成。

当大家读到本书时,其内容的重要性不用多说。首先,这是一个纯粹而专业的研究,没有名分、没有资助、没有功利!专家们只是出于内心对工作的专注、对事业的情怀,积极地完成本书的编研任务。本研究无论从专业性、创新性、目的性来看,都让人感受到"结防人"的赤诚之心。如果把它比作一盆花,它可能并没有很多灿烂的花枝,只是一盆埋有很多种子的泥土,但经过未来一段时间的浇育,一定会盛开出很多鲜艳夺目的花朵。

有人说,为什么不对某些专题作更深入的分析论述?本研究的初衷,是想弄清广东省结核病的疫情本底及其影响因素(问题),为上级领导研判疫情、制定政策提供参考;并为未来广东结防事业高质量发展提供技术支点。更多的深入的分析论述,则希望广大同道续研、探讨。希望本书能成为大家研究问题、培训学习的好帮手、好参谋!

感谢广东省预防医学会把本研究报告评为2022年科技进步二等奖;并衷心感谢省卫健委领导对本研究工作的关心和支持。最后,致谢本书的所有编者，致敬所有支持、关心结核病防治事业的人。愿借此，吹响广东省新征程上结防事业高质量发展的奋斗号角！让我们一起，共同建设一个没有结核的世界！

温文沛

2024 年 6 月